東京醫科齒科大學 臨床准教授醫學博士
仙頭正四郎⊙監修

中國醫藥大學醫學博士、朝暉中醫診所院長
陳仲豪醫師⊙審訂

蕭雲菁⊙譯

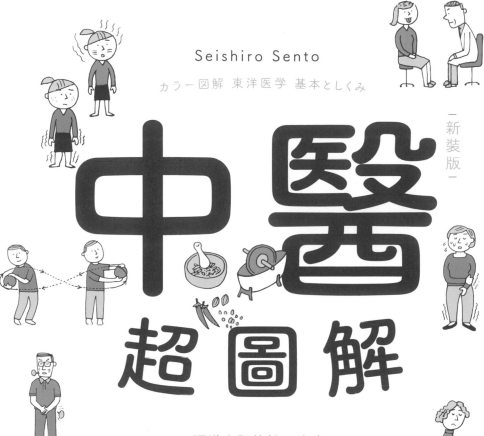

Seishiro Sento

カラー図解 東洋医学 基本としくみ

一新裝版一

中醫超圖解

認識中醫的第一本書，
陰陽五行、氣血津液、四診八綱、
漢方用藥、經絡養生一次就懂

審訂推薦序

任何學科均接受著「物競天擇」定律的考驗，中醫歷經數千年的臨床試煉仍流傳至今，意味著其具有療病養生等不可磨滅的寶貴價值，實為先人留給子孫的一大瑰寶！中醫傳至日本，經過一段時期的發展後，被稱為東洋醫學或漢醫學，其內容相較于傳統中醫稍有出入，但於多處更有發展，實值中醫學者借鏡。

本人擔任臨床中醫師二十餘載，深知中醫學之博大精深，今有幸承漫遊者出版社不棄，邀約擔任《中醫超圖解》一書的審定者，特將本書內容簡介于後。

本書的特色是深入淺出，全面且系統性地介紹中醫的基礎理論，其內容包括中醫的基本概念、四診（含腹診）與辨證論治方法、方藥屬性、操作技巧、養生保健、藥膳食療、針、灸、推、拿、按、摩等等，甚至連氣功亦包含在內，對中醫的介紹可謂包羅萬象，鉅細靡遺，應有盡有。尤其將中醫裡一些難懂的名詞與抽象的概念例如：陰陽、五行、四氣、五味等，用淺顯易懂的圖文具體化，使讀者讀後，心中能更明確地掌握中醫的概念。本書在日本發行後，短短數年間，已廣受社會人眾歡迎與接受，更是醫學院學生與臨床醫師必讀的一本好書。

本書讓懂中醫的讀者讀後心生歡喜，讓想學中醫的讀者心領神會，更使一般讀者在讀完本書後，能輕輕鬆鬆地接近中醫、走進中醫、接受中醫、支持中醫，實為一簡明易學值得推廣的好書！特為之序。

陳仲豪

中國醫藥大學醫學博士、朝暉中醫診所院長

目錄

第1章 中醫的基礎理論 7

第2章 中醫的診察與診斷法 65

目錄

④ 第4章 中醫的治療最前線 199

前言

　　擁有超過二千年歷史的中醫，是以長年累積的經驗為主的傳統醫學，但其根本並非只靠經驗的傳承而已，而是不斷仔細觀察，並以大自然的哲理來考察觀察結果，再逐漸累積出一套理論體系成為主軸。

　　這個主軸對我們來說，絕非特殊的東西，因為中醫認為人的身體與疾病，源自周遭發生的事物，以及自然界裡肉眼能見的變化與現象，是非常貼近我們生活的原理原則，所以人的身體是大自然的一部分，更與大宇宙合為一體，若想瞭解中醫，並非一定得學習艱深的理論不可。例如季節的變化與大自然的現象等，是所有人實際體驗過的事，只要以這種機制來思考人的身體就行了。

　　本書將活用圖解方式，從理論到實際的治療，淺顯易懂地介紹有關中醫的種種，相信只要閱讀本書，就能有助大家瞭解中醫的基礎。

　　不過若想確切地瞭解中醫，最重要的還是用自己的眼睛去看，用自己的頭腦去思考，並相信自己，再依據自己的判斷來導出結論。

　　不必想得太複雜，只要仔細思考，直到自己能接受為止，並融合自然界與生活、自己活到目前為止所見聞的一切、自己的所有體驗等，來面對問題即可，相信這就是走向中醫世界的最佳入口。期望本書能成為大家走向中醫世界的契機。

仙頭正四郎

前東京醫科齒科大學臨床副教授、醫學博士

第 1 章

中醫的
基礎理論

通常中醫給人一種艱深難懂的印象，其實只要學會最根本
的理論，自然能明白中醫世界的深奧與魅力。在此以淺顯
易懂的圖解方式，解說中醫特有的健康觀與機制。

中醫的定義與歷史

中醫是指源自中國，利用藥物（漢方）、針灸、按摩、養生法等發展而來的醫學體系，於五～六世紀時傳入日本。

> **主要關鍵字** 漢方 經絡 經穴 針 灸 按摩 指壓 手技療法 藥膳 養生法

激發自然治癒力、來自中國的傳統醫學

中醫主要是激發身體的自然治癒力，藉以維持健康、改善疾病的傳承醫學，源自二千年前的古代中國，其治療法有利用動物、植物、礦物等為藥的**漢方**（→ P112），以及利用**經絡**（→ P152）和**經穴**（→ P162）概念的**針**（→ P172）和**灸**（→ P176）、**按摩**（→ P182）與**指壓**（→ P184）等的**手技療法**（→ P180）、將**藥膳**（→ P140）與**藥草茶**（→ P148）等融入日常生活裡的**養生法**等等。

相較之下，平常我們接受的一般治療，被稱為「西方醫學」（現代醫學，簡稱西醫）。西方醫學最大的特徵在於「利用手術或藥物去除不好的地方」，這個觀念和試圖激發自然治癒力，藉以治癒身體的中醫差異很大。

西方醫學隨著科學的發展有顯著的進步，尤其在病毒性的疾病和癌症等治療上，擁有莫大的成果，但同時也存在許多問題，例如藥物的副作用帶來不良的影響，以及檢查時若沒能發現到異常，就無法針對疾病採取因應對策。今日中醫會受矚目，理由之一就是期待能收到補足西方醫學這些不足的效果。

中醫有時專指中國傳統醫學，有時則指包含印度醫學和西藏醫學等，誕生於亞洲的整個傳統醫學，不過本書的「中醫」是指前者。

順應日本文化與風土而獨自發展

今日日本所採用的中醫，並非直接沿用古代中國傳來的醫學。中醫是在五～六世紀左右，由中國傳到日本，之後便在日本獨自發展開來，尤其從平安時代到江戶時代中期，有了更大的發展。

但在進入明治時期後，由於明治政府的方針，西方醫學開始成為日本的主要醫學，幸好在這段時期裡對中醫的研究，依舊被代代傳承下去，直到一九七六年時，醫療用的漢方藥劑（**濃縮劑**）適用健保，中醫才重新受矚目。二〇〇二年時，大學的醫學系教育，首度將漢方的基本概念加入學習課程裡，讓所有未來想成為醫師的人，開始學習有關中醫的種種，也讓今日的中醫，成為現代醫療裡不可或缺的角色。

中醫存在各種治療法

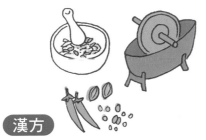

漢方

漢方是指用植物的根、莖、葉、花、種子，以及礦物和動物、昆蟲等為原料，做成漢方藥後用來治療疾病的醫學。在二千年歷史所培育出來的經驗和理論引導下，確立了各種漢方藥的處方。

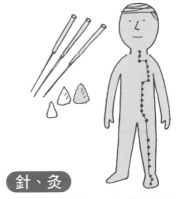

針、灸

針治療與灸治療是利用針或灸刺激身體上被稱為穴道的經穴，以及用來聯結經穴與經穴之間，被稱為經絡的通道，進而改善身體狀況的治療法。

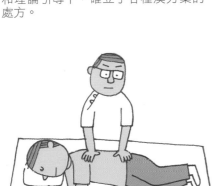

手技療法（按摩、指壓等）

不使用任何工具，直接用手刺激經穴與經絡的治療法。除了源自中國的按摩，與源自日本的指壓外，近年來還將歐洲自創的按摩，也應用在中醫裡。

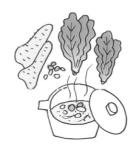

養生法（藥膳、藥草茶等）

這是應用在飲食和運動、睡眠等生活習慣裡的治療法，目的在預防疾病及癒後的照顧，主要內容是利用具藥效的食材，做成藥膳或藥草茶等食用。

> 利用各種手法促使身體內部發揮作用，
> 以激發自然治癒力的醫療方式，就是中醫

中醫與西醫的健康觀

健康觀是指「對健康的看法與價值觀」，若要分別用一句話來形容西醫與中醫的健康觀，前者是恆常性，後者是變動性。

主要關鍵字 健康觀 恆常性 變動性

西醫的健康觀：重視正常值與基準值

中醫與西醫的**健康觀**（對健康的思考方式），同樣存在莫大差異。

西醫對健康觀的根深柢固思維，就是「身體和心理能維持一定的狀態就叫健康，一旦超出這個狀態就叫疾病」。例如體溫只要維持平常的溫度，就代表正常，只要一發燒，就表示生病了，必須開處退燒藥，讓身體回復正常。同樣的道理，只要脈搏和血壓、血糖值、心電圖等數據或影像資料，能保持一定的正常值，就表示健康。這種思考方式稱為「**恆常性**」。

以恆常性為主的健康觀，因為目的很明確，就是要「讓數據回復到正常值」，所以很容易明白。但很可惜地，有些時候身體狀況明明不佳，數據卻顯示正常，或明明身體狀況很好，數據卻顯示異常，此時恆常性就無法說明清楚，也很難掌握無法測量到的現象。

中醫的健康觀：主張身體狀況本來就會隨時變化

相較之下，中醫的健康觀主張「體內的所有東西本來就隨時在變化，這種狀態才叫健康」，而當這種變化因故停滯時，會引發失調與疾病，這種思考方式稱為「**變動性**」。

我們人類的心理與身體，不論在飲食還是居住環境、天氣、人際關係等方面，都會隨時受外界影響，同時也會受老化與體質的變化、疲勞、壓力等來自體內的影響。即使身體承受這種來自內外的影響，只要擁有自然治癒力，就能將這些影響排除出去，進而維持健康。

身體若因故無法順應這些影響，全身就會失衡，體內也會出現異常變化，這種變化就是失調，就是疾病。中醫為治療這些症狀，會著眼在釐清體內是如何失衡，再設法靠病患自己的力量，取回身體平衡。例如發燒時，治療重點不會擺在如何退燒，而是一邊幫助身體不被發燒消耗掉體力，一邊設法提高病患對抗發燒的能力。

西醫的健康觀── 保持身心在一定的狀態比什麼都重要

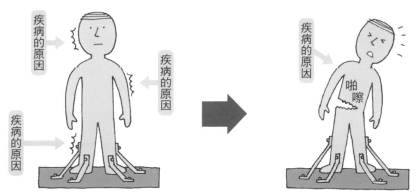

西醫認為維持一定的狀態才叫健康，就像用螺絲釘固定住雙腳後，即使暴露在疾病的原因下，只要身體能維持一定的狀態就行。

為了保持一定的狀態，在遭受超越想像的疾病攻擊後，最終無法承受，而急速失去平衡，因此突然在某一天裡發病。

中醫的健康觀── 體內所有東西隨時在變化

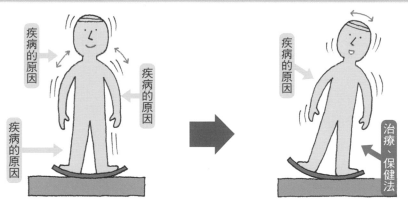

中醫認為能順應環境變化的狀態，才叫健康，就像圖中即使因各種影響而傾斜一邊，也能透過自然治癒力取得平衡，有如不倒翁一樣。

萬一遭受自然治癒力也無法應付的疾病攻擊，就透過治療與保健法取得平衡。此時的治療與保健法，會依據被疾病攻擊後的身體傾斜方式來做選擇。

> ### 中醫認為身體隨時在變化，
> ### 所以，治療與保健法也非單一

中醫的基礎理論① 整體觀

中醫的整體觀認為「人類與自然界是一體的」，因為人體內存在與自然界相同的構造，完全適用自然界的法則與原理。

主要關鍵字 整體觀 陰陽論 木 火 土 金 水 五行學說

思考根源來自「人類的身體是大自然的一部分」

中醫認為「人類是大自然的一部分，所以人體內的構造和自然界相同」，這也是中醫理論根底的**整體觀**。

例如在自然界裡，熱空氣會往上升、冷空氣會往下降，人類的身體也是一樣，通常都是上半身很容易發熱，下半身很容易發冷，顯示和前述自然界擁有相同的現象。此外在自然界裡，水會由上往下流，人體內的水分同樣會由上半身往下半身流，所以比起上半身來，下半身更容易浮腫。由此可見，自然界所發生的現象，與人體內發生的現象，是來自相同的原理與法則。中醫的**健康觀**會認為「人類的身體隨時在變化」，或許就是生根在這種人類的身體構造與隨著早午晚、春夏秋冬而隨時變化的自然界，存在相同構造的整體觀裡。

中醫就是從這種整體觀出發，透過觀察自然界的方式，找出一定的法則，再依據這些法則確立了對人體疾病的思考方式與治療法理論等，例如象徵太陽與月亮，用來顯示自然界大法則的**陰陽論**（→ P14），以及將自然界的構成要素分成**木、火、土、金、水**（→ P16）五種的**五行學說**（→ P16）等，都是重要的基礎理論。

依據自然界的平衡理論來思考身體狀態

在自然界裡，太陽會帶給大地熱能，也會讓海水和湖水蒸發成為雲，之後下雨又變成水，不斷反覆相同的循環。在這種循環下，若太陽的熱能太強，就會造成海水和湖水的水量大減，也會讓大地完全乾涸；相反地，若太陽的熱能太弱，水量就會過多，海水和湖水溫度無法提升，導致最後無法正常循環。由此可見，大自然要維持健全的狀態，必須取得太陽的熱能與海水、湖水水量的平衡。

這種自然界的法則，也能套用在人體內的水分循環構造上。簡單地說，乾燥體質的人，不是**熱**太強就是水分太少，而虛寒體質的人，不是熱太弱就是水分太多。這種從自然界的平衡理論來判斷人體狀態的方式，也是整體觀的一大特徵。

與自然界相同的現象也發生在人體內

在自然界裡

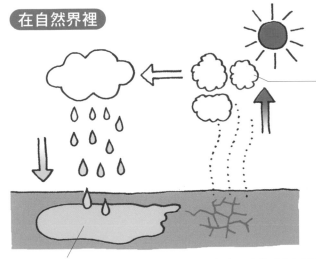

海水與湖水因熱而氣化
變輕並往上升

地表上的水分會因熱蒸發
而氣化，並在帶熱的情況
下往上升，也因為帶熱的
關係，上升的同時還會溫
熱周遭的空氣。

冰冷的雨較重
同時往下降會
冷卻空氣

在雲裡生成的水滴，最後會因重量的關係往
下降，加上水滴具有冰冷性質，連帶冷卻了
周遭的空氣。

在人體內

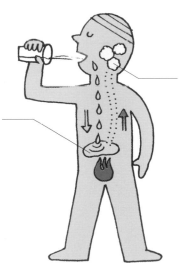

被溫熱的水分會氣化
並在帶熱的狀態下
往上半身上升

體內的水分只要被身體
的熱溫熱，就會與自然
界相同地氣化，並在帶
熱的狀態下往上升，所
以通常上半身容易囤積
熱度。

水分會一邊冷卻身體
一邊往下半身流動

從嘴裡喝下去而進到體
內的水分，與自然界相
同，會一邊冷卻身體，
一邊往下流，所以通常
下半身容易囤積水分。

只要明白「體內存在大自然」，
就能察覺體內的變化

中醫的基礎理論② 陰陽論

世上所有東西都能分為「陰」與「陽」的兩種對立性質，這種理論稱為「陰陽論」，非常有助綜合判斷體內的平衡狀態。

主要關鍵字 整體觀 陰陽論 陰 陽 熱 陽證 陰證

自然界的現象都能分為對立的二種性質

　　「人類是大自然的一部分，所以人體內存在與自然界相同的構造。」在這樣的**整體觀**下，古代中國人發現了各種自然界的法則，進而確立了理論，其中最基本的理論，就是「萬物就像夜晚的月亮與白天的太陽一般，都能區分為對立的兩種性質」的**陰陽論**。

　　陰是指有如夜晚的月亮般寂靜又昏暗，象徵冰冷狀態，其本質是內向力量發揮作用的凝聚性質。相對地，**陽**有如白天的太陽般，既活潑又明亮，象徵火熱狀態，其本質是外向力量發揮作用的擴散性質。將這種陰與陽的分法，套用在人類活動上時，陰就等於鎮靜、睡眠、滋養等靜態活動，陽就等於亢奮、動作、消耗等動態活動。

一旦陰陽失衡，身體就會失調

　　陰與陽之間的優劣關係隨時在變化，只要其中一方力量微弱，另一方的力量就會增強，或只要其中一方往後退，另一方就會往前進。例如早上睡醒時，身體會從睡眠狀態轉為活動狀態，等於從陰的優勢狀態轉為陽的優勢狀態，而白天確實活動過的身體，愈接近黃昏時會愈疲憊，活動性也開始銳減，逐漸進入休息狀態，等於又從陽的優勢狀態，開始轉為陰的優勢狀態。陰與陽之間的關係，就是透過這種方式取得平衡，避免只有其中一方過強。

　　但若到了原本應由陰占優勢的夜晚，還是一樣持續進行與白天相同的活動，就會造成陽過剩的狀態，導致亢奮過度，甚至睡不著，身體也會因**熱**過剩而發燙。這種陽過剩的狀態，就稱為「**陽證**」。

　　相反地，若到了原本應由陽占優勢的白天，還是繼續睡眠沒有醒來，就會造成陰過剩的情形，因此陷入沒有活力、有倦怠感、體熱不足而容易虛寒等狀態。這種陰過剩的狀態，就稱為「**陰證**」。

　　陰陽兩者只要有一方持續活動過剩或過少，就會造成失衡情形，無法繼續維持正常的狀態，最終就會出現失調的情形。

陰陽的本質是「陽為擴散」、「陰為聚集」

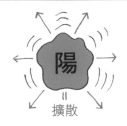

陽的性質
朝外／上升／躍動／面積較大／重量較輕／濃度較淡／明亮／產熱／乾燥

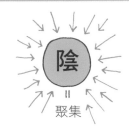

陰的性質
往內聚集／下降／活動很安靜／重量較重／濃度較濃／吸收／冰冷／黑暗／生水／滋潤

陰與陽的優劣關係會隨時變化以保持平衡

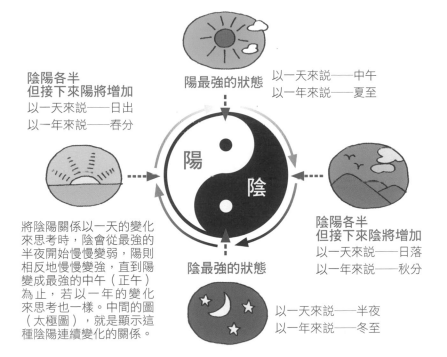

**陰陽各半
但接下來陽將增加**
以一天來說──日出
以一年來說──春分

陽最強的狀態
以一天來說──中午
以一年來說──夏至

**陰陽各半
但接下來陰將增加**
以一天來說──日落
以一年來說──秋分

將陰陽關係以一天的變化來思考時，陰會從最強的半夜開始慢慢變弱，陽則相反地慢慢變強，直到陽變成最強的中午（正午）為止，若以一年的變化來思考也一樣。中間的圖（太極圖），就是顯示這種陰陽連續變化的關係。

陰最強的狀態
以一天來說──半夜
以一年來說──冬至

採用陰陽論，能以綜合的角度分析體內所發生的複雜現象

15

中醫的基礎理論③ 五行學說

五行學說是將自然界與人體內分為木、火、土、金、水五個要素（五行），認為這五個要素在一定的關係下，會互相保持平衡的概念。

主要關鍵字 陰陽論 五行學說 木 火 土 金 水 五行 相生 相剋

木、火、土、金、水是五行的構成要素

　　陰陽論是從**陰**與**陽**的兩個角度來觀察自然界與人類，而用來補足這個概念的就是**五行學說**。五行學說認為「自然界與人體都是由**木、火、土、金、水**這五個要素構成，且各要素皆遵循一定的法則運作，不但彼此互有關係，更從中取得平衡」。

　　這裡所指的木、火、土、金、水，都象徵自然界裡的東西，其性質分別如下：木就像樹木會生長枝葉一般，擁有往四面八方擴展而去的性質；火就像火焰和熱一樣，具有快速上升的輕快性質，以及燃燒物品的性質；土含有豐富的養分與礦物質，能孕育各種生命與礦物，代表豐潤與濃郁的性質；金就像能透過人類的手改變形狀的金屬一樣，擁有順從與變更、改革等變化的性質；至於水的性質，則像流動的河川一樣，能滋潤及冷卻周遭的一切，並朝著下游流動而去。

　　中醫認為人體的功能裡，同樣存在這種**五行**性質，並主張唯有各要素維持平衡且發揮功能，才是健康的狀態。

生成關係的相生與抑制關係的相剋

　　五行是透過**相生**與**相剋**的兩個關聯性，保持彼此的平衡。

　　相生是指某要素生成某特定要素，以五行來說，就是木生火、火生土、土生金、金生水、水生木的關係，只是當這種相生情形若無限制地持續下去，就會造成各要素過剩。因為在相生的關係裡，木燃燒時會出現火，火燃燒殆盡後會變成土，土堆積到一定程度後會產生礦石（金屬），而礦石只要一堆積，就會從地底湧出水來，水就能幫助木成長為大樹，而只要大樹一燃燒，又會出現更大的火……一旦這種情形重複下去，生成出來的要素力量就會愈來愈強大，最後會失衡。

　　與這種相生關係成相反作用，用來抑制各要素的力量，讓各要素變小的關係，就是相剋，就像水能滅火、火的熱能熔化金屬一般，擁有抵消彼此性質的作用。

　　五行就在這種相生與相剋的情形下，彼此增強或減弱，進而維持整體的調合，但只要這種調合關係失衡，身體就會出狀況。

自然界是由木、火、土、金、水五個要素構成

象徵樹芽從地底將土撥開而伸出地面，再慢慢朝天伸展枝葉的樣子。

象徵快速往上升，且動作輕柔，並具有火熱燃燒物品的性質。

具有金屬能被人的手改變形狀的性質，也具有銳利透明感的性質。由於形狀會改變，所以雲也是金的象徵。

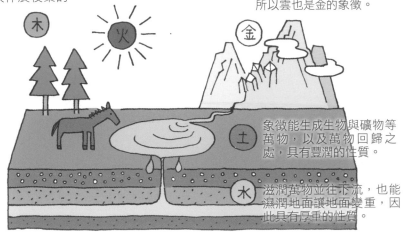

象徵能生成生物與礦物等萬物，以及萬物回歸之處，具有豐潤的性質。

滋潤萬物並往下流，也能濕潤地面讓地面變重，因此具有厚重的性質。

五要素以相生、相剋關係保持平衡

相生 五要素各自生成其他某特定要素的關係

相剋 五要素各自抑制其他某特定要素的關係

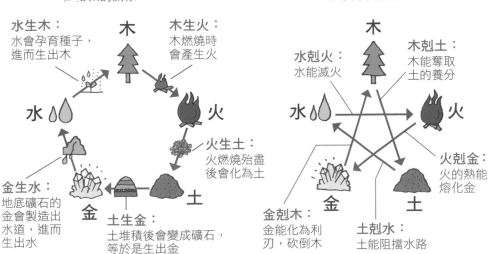

水生木：
水會孕育種子，進而生出木

木生火：
木燃燒時會產生火

火生土：
火燃燒殆盡後會化為土

金生水：
地底礦石的金會製造出水道，進而生出水

土生金：
土堆積後會變成礦石，等於是生出金

水剋火：
水能滅火

木剋土：
木能奪取土的養分

金剋木：
金能化為利刃，砍倒木

火剋金：
火的熱能熔化金

土剋水：
土能阻擋水路

認為木、火、土、金、水五個要素
在人體內維持相互關係的理論，就是五行學說

五行色體表

季節與方位、味覺、味道、時間等自然界的一切，以及人體的部位及功能、心理活動等，所有萬事萬物都能分類成木、火、土、金、水的五行屬性。

主要關鍵字 五行學說 木 火 土 金 水 五行色體表 五臟 六腑

用來顯示五行與自然界及人體關聯性的五行色體表

　　五行學說所出示的**木、火、土、金、水**等屬性，同樣存在自然界與我們人體內。

　　以季節來說，木就是春、火就是夏、土就是長夏（晚夏）、金就是秋、水就是冬；若以時間來說，木是早上、火是中午、土是下午、金是晚上、水是半夜；若以氣候（天氣）來說，木是風、火是熱、土是濕、金是燥（乾燥）、水是寒。其他如方位、穀類、牲畜等，存在自然界裡的一切，都能歸類於**五行**中的某一要素。

　　同樣的道理，與人體有關的東西（臟腑與器官、功能、身體變化、情緒、心理活動等），也分屬五行中的某一要素。用來顯示這種自然界與人體關聯性的，就是**五行色體表**（P19 表）。

體內的臟腑與心理狀態分為五大類

　　五行色體表將我們的身體與心理，細分為**五臟**（→ P38）、**六腑**（→ P62）、**五主**（與五臟關係很深的身體部位）、**五官**（容易顯示病變的感覺器官）、**五變**（生病時容易出現的狀況與行為）等，各自屬於五行中的某要素。例如五臟中的**肝**（→ P50）、六腑裡的**膽**（→ P62）、五主裡的筋、五官裡的眼、五志裡的怒，都屬於木。

　　簡單地說，隸屬木、火、土、金、水的各要素，都能分為五個群組，而各群組的要素之間，彼此都有關聯，一旦其中某要素出現異常，表示原因來自同群組裡的其他要素，必須用其他要素來治療，才會有效。

　　例如皮膚出現發癢等症狀時，因為皮膚（皮毛）屬於金的群組，從表中可以得知，原因應該來自**肺**（→ P54）或**大腸**（→ P62）等功能低下；而引發肺和大腸功能低下的可能原因之一，就是悲傷情緒過剩。不僅如此，也有可能同時併發金的群組裡的鼻子症狀，以及咳嗽等症狀，若要治療，就必須注意乾燥的氣候，並攝取屬於辛味的藥物與食物。

　　五行色體表讓我們在面對一個症狀時，可以從線索推測出問題來自哪個臟腑，原因是什麼，有可能併發什麼症狀，以及哪種治療法會比較有效。

從五行屬性來分類大自然與人體關聯性的五行色體表

五行	人體										自然界		
	五臟	五腑※	五主	五官	五變	五聲	五志	五味	五香	五色	五季	五氣	五時
	對應五臟的臟器	與五臟關係很深的腑	與五臟關係很深的身體部位	容易顯示病變的感覺器官	生病時的狀況與行為	生病時所發出的聲音	生病時的情緒或引發疾病的情緒	有助改善疾病的藥物與食物口味	生病時發出的味道	生病時的皮膚顏色	五臟容易活躍的季節	疾病外因的氣候	五臟容易活躍的時間
木 ➡	肝	膽	筋	眼	握	叫	怒	酸	臊（尿騷味）	青	春	風	平日（早上）
火 ➡	心	小腸	血脈	舌	憂	笑	喜	苦	焦（燒焦味）	赤	夏	熱	白天（中午）
土 ➡	脾	胃	肌肉	口	噦	歌	思	甘	香（香味）	黃	長夏（晚夏）	濕	日西（下午）
金 ➡	肺	大腸	皮毛（皮膚）	鼻	咳	哭	悲	辛	腥（魚腥味）	白	秋	燥（乾燥）	日落（晚上）
水 ➡	腎	膀胱	骨	耳	慄	呻	恐	鹹	腐（腐臭味）	黑	冬	寒	半夜（深夜）

※ 加上「三焦」稱為「六腑」。

中醫的基礎理論④ 氣、血、津液

人體內存在氣、血、津液的三個要素，不斷在體內循環，藉以維持生命與健康。

主要關鍵字 氣 血 津液 津 液

對身體構造與疾病的形成都不可或缺

中醫在思考身體構造及疾病的形成時，有一個不可或缺的概念，那就是**氣、血、津液**三要素。氣、血、津液都是不斷在體內循環的東西，但循環範圍與作用，各有不同的特徵。

氣（→ P22）是中醫裡非常重要的概念之一，指肉眼雖然看不到，卻是生命活動根源的能量，循環範圍在三個要素中最廣，最大特徵就是能自由自在地流竄全身，而不是只在特定的組織裡循環。

這裡所指的血（→ P26）與西醫裡的血液幾乎同義，只是中醫不單純只探討血液，而是以更廣義的範圍來捕捉血的概念，包含血的功用（將養分和氧氣輸送到組織與器官），以及循環作用等。血的循環範圍在三個要素中最狹隘，只能在血管內以單一方向流動，不過血同時具有將氣運送到目的地之後，釋放出氣來的作用。

津液（→ P30）是指體液等，存在體內除血液外的其他水分。津液還能細分為**津**與**液**，相對於津能自由自在地在體內循環，液只能以關節內的滑液及細胞內的體液身分，循環在特定的組織裡。

氣、血、津液彼此有關聯性

氣、血、津液並非單獨發揮功能，而是彼此相關、互相發揮功能。例如氣是生成血和津液的根源，同時扮演循環的協調者；另一方面的血，所含的養分是製造氣的材料；津液則是隨著氣和血循環全身，並負責支援氣和血發揮功能。

氣、血、津液必須在體內循環，才能發揮應有的功能，一旦循環出現異常，身體就會出現失調的情形。循環異常有可能是各自的量不足，也有可能是活動紊亂，所以要掌握氣、血、津液的狀態時，必須分析各自的量與活動情形。

要分析氣、血、津液的量時，必須先分析各自的生成原料是否足夠，以及生成機制是否沒有問題。要分析氣、血、津液的活動情形時，必須先分析活動原動力的要素（**熱**等），以及調整活動情形的機制是否沒有問題。

氣、血、津液會彼此相關地循環全身

若將氣、血、津液的功能比喻為火爐上的鍋子……

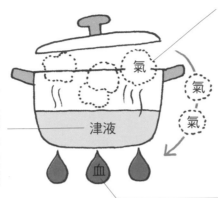

津液能滋潤身體並適度鎮熱

津液等於是鍋子裡的「水」（熱水）。水若保持不動，就會處在冰冷的靜態裡，必須透過「火」（熱）的血溫熱，才能沸騰並生成蒸氣來，讓活動變活躍。

氣是生命活動的原動力，也是血和津液生成的根源

氣等於是鍋子裡的「蒸氣」。如同蒸氣能成為火車頭的動力一樣，氣也是生命活動的原動力，同時也能以空氣身分，提供「火」的血在燃燒時所需的材料。

血能提供身體成為熱源的養分

血能提供各器官成為熱源的養分，等於是鍋子下的「火」（熱）。如同火需要空氣（氧氣）的存在才能燃燒般，血也需要氣的存在，才有辦法發揮作用。

氣的循環不良時……

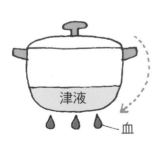

會造成生成血與津液根源的氣不足，導致血的力量變弱，津液的活動也變差。

血的循環不良時……

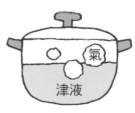

熱無法傳導給津液，導致津液活動變差，又因為無法生成蒸氣的氣，所以氣也會不足。

津液的循環不良時……

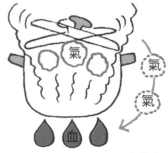

因為津液不足，造成血所帶的熱過剩，導致氣也跟著帶熱，結果力量變得過強。

氣、血、津液一旦失衡，就會招致失調

氣、血、津液相互影響，並不斷在體內循環以維持健康

何謂氣？

中醫裡非常重要的概念就是氣，氣不只是進行生命活動時所需的原動力，還具有成長與發育、促進代謝、調節體溫、排泄等功能。

主要關鍵字 氣 先天之氣 後天之氣 推動作用 溫煦、氣化作用 化生作用
統血作用 防衛作用 固攝作用

先天之氣與後天之氣結合後，即為氣

生命活動的根源能量就是**氣**，是肉眼看不見的無形存在，必須與**血**（→ P26）和**津液**（→ P30）等有形要素結合一起，才能發揮原有的力量。氣與血以及津液之間的關係，就像電流與機器，此時的氣就是電流，血與津液就是馬達等機器，唯有啟動馬達，電流才有辦法發揮動力的功能，所以氣也需要血和津液的協助，才有可能發揮作用。

氣是由一開始就被貯藏在腎（→ P40）裡的**先天之氣**，以及從體外攝取進來的**後天之氣**，兩者結合而來。後天之氣又有從食物中製造而來的**水穀之氣**，以及從呼吸攝取進來的**清氣**。一般在提「氣」時，多指這種後天之氣結合先天之氣而來的氣，又稱為「**元氣**」（**真氣**）。

氣的作用大致有五種

氣可依作用分為**宗氣、營氣、衛氣、臟腑之氣、經絡之氣**等五種，其中扮演最重要的角色是宗氣、營氣、衛氣。

宗氣是呼吸及心臟跳動時所使用的氣，也是氣、血、津液循環體內時的原動力，同時具有促進成長與發育的**推動作用**。**宗氣**與**五臟**（→ P38）裡的**肺**（→ P54）、**心**（→ P58）的運作有很深的關聯。

營氣是流動在血管內，負責生成血後，將養分補給到全身的氣，能促進津液從身體表層往深層，或從上半身往下半身循環的**肅降**（→ P30、54）作用，以及調節體溫等**溫煦、氣化作用**、消化吸收等**化生作用**、不讓血漏出血管外的**統血作用**等，負責在身體深層裡發揮功能。營氣與**脾**（→ P46）、肺、心的運作有很深的關聯。

衛氣是從血管內往血管外流動，充分循環在血管外的氣，能促進津液從身體深層往表層，或從下半身往上半身循環的**宣散**（→ P30、54）作用，尤其是在身體表層，還能發揮將外部入侵進來的有害物質排除出去的**防衛作用**，以及調整發汗及排尿的**固攝作用**。除了與肝（→ P50）和肺的運作有很深的關聯外，也與被貯藏在腎裡的熱源**腎陽**（→ P40），有很深的關聯。

臟腑之氣就是各自在五臟裡發揮作用的氣，經絡之氣則是在體內的**經絡**（→ P152）裡發揮作用的氣。

氣（元氣）是由先天之氣結合後天之氣所生成

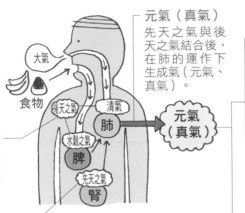

後天之氣
後天之氣是由水穀之氣與清氣構成。水穀之氣是透過脾的運作，將食物轉換而來的氣，會被送到肺。清氣是透過肺的運作，將呼吸進來的大氣轉換而來。

元氣（真氣）
先天之氣與後天之氣結合後，在肺的運作下生成氣（元氣、真氣）。

先天之氣
傳承自父母的先天之氣，都被貯藏在腎裡，透過肺的運送後，與後天之氣結合一起。

元氣（真氣）又可分為五種

宗氣
在胸中運作的氣，掌管呼吸與心臟的跳動等。

營氣
流動在血管內的氣，具有生成血、滋潤全身並提供養分的作用。

衛氣
充分流動在血管外的氣，具有免疫功能、調節汗腺、溫熱臟腑、保持皮膚滋潤的作用。

臟腑之氣
各自在五臟裡發揮作用的氣。

經絡之氣
在各經絡裡發揮作用的氣。

氣具有推動、溫煦、氣化、化生、防衛、固攝、統血等作用

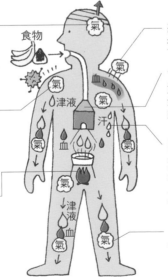

推動作用（巨大）
促進身體成長與發育的作用，也與每天的生理功能和代謝有關。

防衛作用
預防及排除疾病原因物質入侵的作用，等於免疫功能。

溫煦、氣化作用
溫煦是溫熱整體的作用。氣化是將冰冷又重的東西溫熱以變輕的作用，也是促進血和津液循環的第一步。

統血作用
預防血漏出血管外的作用。

化生作用
消化吸收、攝取氧氣並排出二氧化碳的氣體轉換等，將物質轉換成可利用的作用。

固攝作用
排泄與分泌的調節等，依據必要將物質釋放出體外的作用，以及預防身體必要物質漏出的作用。

推動作用（微量）
讓血和津液循環全身的作用。

氣是生命力之源、肉眼看不到的能量，循環在體內各處並發揮功能

氣失調

氣失調的情形有：循環全身的氣量不足的氣虛、氣的流動停滯不前的氣滯、氣的循環方式紊亂的氣陷、氣逆等。

主要關鍵字 氣 氣虛 氣滯 氣陷 氣逆 補氣 行氣 益氣升提 降氣 理氣

氣不足會氣虛；流動情形紊亂會氣滯、氣陷、氣逆

循環在體內的**氣**，一旦循環方式出現異常，就會以各種病態顯現在身體上。循環異常通常起因於循環的量不足，或上升、下降時的流動情形出現紊亂。

氣量不足時，會以**氣虛**的病態顯現；流動情形紊亂時，會以**氣滯**、**氣陷**、**氣逆**等病態顯現。

氣失調有各種原因，治療法也各異

氣虛是氣不足時所出現的病態。氣不足的原因，雖然有可能來自天生的**先天之氣**不足，但大多數時候，都起因於營養不足、**清氣**或**水穀之氣**的補給不足、過勞、老化、不養生、慢性病等。

一旦氣虛，氣原本能發揮的作用力就會低下，引發種種症狀，例如**推動作用**低下時，會招致發育不全、容易疲勞的症狀；**溫煦**、**氣化作用**低下時，會招致虛寒與腹瀉、浮腫等症狀；**化生作用**低下時，會招致消化不良、過瘦的情形；**防衛作用**低下時，很容易感冒；**固攝作用**低下時，會招致皮下出血等症狀。要治療這些氣虛的症狀，必須改善氣不足的情形，因此會以**補氣**（→ P97）為主。

氣滯是氣停滯不前時所出現的病態，原因來自壓力、思考過度、運動不足等，就症狀來說，有胸脹、腹脹、容易打嗝或排氣，但只要排出，症狀就會減輕許多。另外還有經期前後會胸脹、喉嚨或胃有堵塞感、火燒心、眼睛充血等症狀。治療氣滯時，會採用讓氣的流動更順暢的**行氣**（→ P97）。

氣陷是氣下降過多或上升力不足時所出現的病態，主要原因來自**脾**（→ P46）的作用之一，也就是負責將養分送往身體上方的**升清作用**（→ P46）低下，容易出現站起來頭暈、下墜感（感覺好像要摔下去）、內臟下垂、脫肛（編注：直腸黏膜或直腸脫出肛外的病症）等症狀。治療時會採取提升氣的**益氣升提**（→ P97）。

氣逆是氣上升過多或下降力不足時所出現的病態，原因除了氣的流動出現異常外，**外邪**（→ P100）也是一大主因，此時容易出現咳嗽、喘不過氣、打嗝或噁心、頭痛、眩暈等症狀。治療氣逆通常會採用讓上升的氣降下來的**降氣**（→ P97），或將氣的流動調整為正常的**理氣**（→ P97）。

氣失調時會氣虛、氣滯、氣陷、氣逆

氣虛

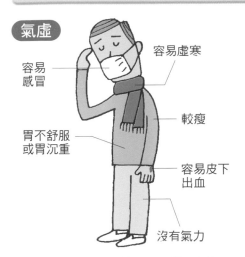

- 容易感冒
- 容易虛寒
- 胃不舒服或胃沉重
- 較瘦
- 容易皮下出血
- 沒有氣力

氣量不足或氣的作用低下時，所顯現的病態就是氣虛，會讓整個身體變得力量不足，除了會有上圖的症狀外，還很容易伴隨出現食慾不振、消化不良、體重減輕等症狀。

氣滯

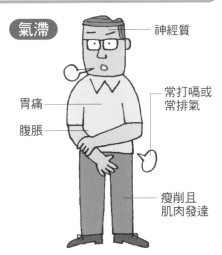

- 神經質
- 胃痛
- 腹脹
- 常打嗝或常排氣
- 瘦削且肌肉發達

氣滯時，最大特徵就是伴隨出現帶有沉重感或腫脹感的症狀。由於此時停滯的氣裡帶熱，容易上升到身體上半部，因此有時還會出現臉頰發燙和眼睛充血等症狀。

氣陷

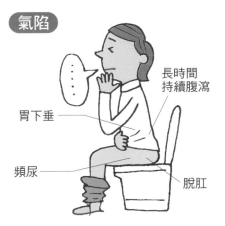

- 胃下垂
- 長時間持續腹瀉
- 頻尿
- 脫肛

氣的循環最注重上升與下降的平衡，若下降力量太強，或上升力量太弱，就會氣陷，除出現上圖症狀外，有時還會伴隨出現站起來頭暈，或有如往下墜的感覺等症狀。

氣逆

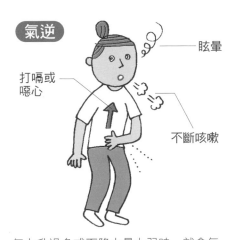

- 眩暈
- 打嗝或噁心
- 不斷咳嗽

氣上升過多或下降力量太弱時，就會氣逆，尤其是肺氣上逆時，會引發氣喘、不斷咳嗽等症狀，若是胃氣上逆，就會出現打嗝或噁心等症狀。

氣量不足時會出現氣虛病態；
氣的流動紊亂時會出現氣滯、氣陷、氣逆等病態

何謂血？

基本上與西醫的「血液」同義，只是中醫會以更廣的概念來捕捉血的意義，包含血液的成分及循環作用，並認為因為有血的存在，各臟器才能正常運作。

主要關鍵字 血 腎精 水穀之氣 水穀精微 清氣 營養作用 滋潤作用

血的運作與氣的運作有密切關聯

這裡的**血**，幾乎和西醫上的血液同義，只是多加了血液成分與血液循環等概念，範圍更廣一些。

血是由貯藏在**五臟**的**腎**（→ P40）裡的**腎精**（→ P42），和透過**脾**（→ P46）而來的**水穀之氣**與**津液**（兩者合稱為「**水穀精微**」），以及透過**肺**（→ P54）而來的**清氣**等，結合一起後生成而來。在肺裡生成的血，會被送到**心**（→ P58），再從心輸送到全身各處的血管。

生成血時，絕對需要**氣**的能量，不過血與氣之間除了這一點外，還有其他非常密切的關聯。血會在氣的引導下，在血管裡以固定方向循環，而氣的**統血作用**，也能預防血漏出血管外。

另一方面，血在體內循環時，會同時運送氣，直到目的地才釋放出來，扮演「運送氣」的角色。

簡單地說，血和氣是彼此提供力量的關係，只要其中一方循環變差，就會影響另一方的功能也跟著變差，所以若出現血失調的情形，就必須同時考量引導血的氣的狀態。

血會循環在全身血管裡，提供營養、滋潤和熱

血有二大作用，一個是將氧氣和養分帶給全身組織的**營養作用**，另一個是帶給頭髮和指甲、肌肉、皮膚等各器官滋潤的**滋潤作用**。

營養作用帶來的營養，能成為各臟器活動時的必要燃料與材料，所以血對活化各臟器的功能來說，是非常重要的存在。此外，由於各臟器會以血提供的燃料來生成**熱**，所以血同時也扮演了搬運熱的角色。

滋潤作用的功能，在於帶給全身滋潤，藉以保持頭髮和肌肉、皮膚、指甲等處的水潤，讓各組織能正常運作，同時也負責讓視覺、嗅覺、味覺等五種感覺，都能正常運作，尤其與視覺之間，有非常深的關係。

此外，血對大腦功能來說，還具有鎮靜作用，能讓亢奮的精神冷靜下來，有助睡眠並穩定記憶及意識，所以一旦血不足，就會帶給這些精神活動不良的影響。

血對女性來說，還與月經和懷孕、生育有很深的關係。

血是從腎精與水穀之氣、津液、清氣生成而來

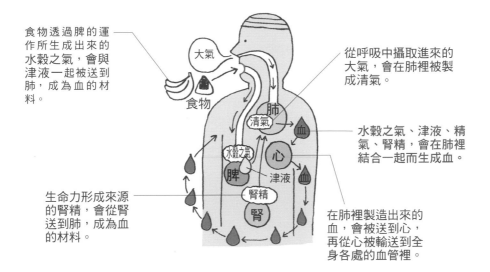

食物透過脾的運作所生成出來的水穀之氣，會與津液一起被送到肺，成為血的材料。

從呼吸中攝取進來的大氣，會在肺裡被製成清氣。

水穀之氣、津液、精氣、腎精，會在肺裡結合一起而生成血。

生命力形成來源的腎精，會從腎送到肺，成為血的材料。

在肺裡製造出來的血，會被送到心，再從心被輸送到全身各處的血管裡。

大氣
食物
肺
清氣
血
水穀之氣
脾
心
津液
血
腎精
腎

血具有將養分送到各器官的營養作用與水潤全身的滋潤作用

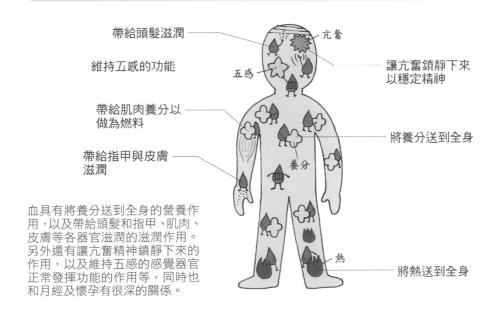

帶給頭髮滋潤

維持五感的功能

帶給肌肉養分以做為燃料

帶給指甲與皮膚滋潤

亢奮

讓亢奮鎮靜下來以穩定精神

五感

將養分送到全身

養分

熱

將熱送到全身

血具有將養分送到全身的營養作用，以及帶給頭髮和指甲、肌肉、皮膚等各器官滋潤的滋潤作用。另外還有讓亢奮精神鎮靜下來的作用，以及維持五感的感覺器官正常發揮功能的作用等，同時也和月經及懷孕有很深的關係。

血與氣的作用，彼此擁有密切的關聯，因此血異常時，往往伴隨氣的異常

血失調

血失調的情形有血不足的血虛、血的循環停滯不前的血瘀、血中帶熱的血熱，又因與氣有很深的關聯，所以也常常伴隨出現氣滯、氣虛等氣失調的情形。

主要關鍵字 血 血虛 血瘀 血熱 氣虛 氣滯 養血 活血 清營涼血

血不足會招致血虛；流動情形紊亂會招致血瘀與血熱

血與氣和津液一樣，會不斷在體內循環，藉以維持身體的正常功能，所以當血的循環出現異常時，會引發各種失調情形。

血的循環異常時，若是起因於血量不足，就會以血虛的病態出現；若是起因於流動情形紊亂，就會以血瘀或血熱等病態出現。不論哪種病態，治療時都必須同時考量引導血循環的氣的狀態。

血失調時，需考量氣的狀態再來治療

血虛是血量不足所引起的病態，而只要與造血過程有關的腎（→ P40）、脾（→ P46）、肺（→ P54）任一處出現問題，或因出血與月經等，明顯大量消耗血時，就會造成整體的血量不足，因此血虛。

此外，在造血的過程中，因為會使用氣做為能量，因此若氣不足（氣虛），同樣會引發血虛。若血的循環不良，也有可能造成部分血虛的情形，此時原因有可能來自引導血循環的氣停滯不前（氣滯狀態）所致。

血虛的主要症狀有臉色不佳、皮膚乾燥、眩暈、視力模糊、肌肉痙攣、失眠、心悸、手腳發麻、經血過少等，治療時以補充血的養血（→ P97）為主，但因為必須同時注意引發血虛的其他要因，所以也少不了搭配其他的治療法。

血瘀是因為血的流動情形變差，導致體內部分血流停滯不前的病態。至於原因可能來自引導血循環的氣不足，也就是氣虛，或氣停滯不前的氣滯、血中的熱不足或過剩所引起的濃稠血、津液呈病態結塊的濕（→ P32）等，都可能阻斷血的循環。

代表性的症狀有疼痛、出血、皮膚暗沉、眼圈暗沉、色素沉澱、肌瘤（子宮肌瘤等）、成塊經血、便秘、肩膀僵硬痠痛等，治療時雖然以促進血流的活血（→ P97）為主，但也要依據引發血瘀的原因，搭配其他必要的治療法。

血熱是血中蓄積太多熱的一種病態，會在血的通道與血發揮作用的臟腑、器官等處出現症狀，例如出血和鼻血、血尿、女性的經血過多等，都是代表性的症狀。治療時會採用清營涼血（→ P97），以降低血中多餘的熱。

血失調時會血虛、血瘀、血熱

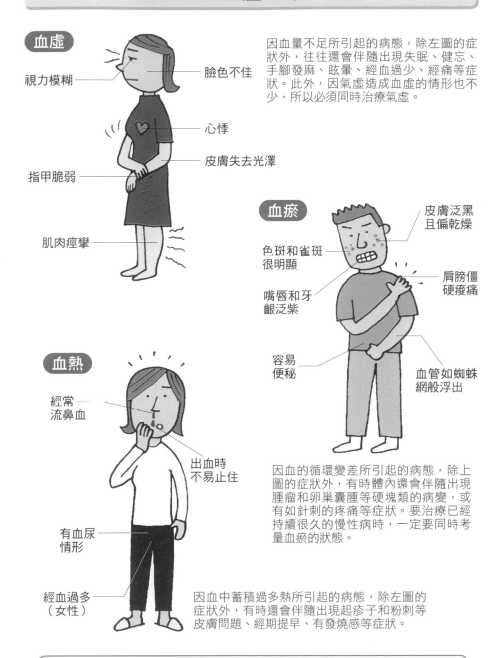

血虛

- 視力模糊
- 臉色不佳
- 心悸
- 皮膚失去光澤
- 指甲脆弱
- 肌肉痙攣

因血量不足所引起的病態，除左圖的症狀外，往往還會伴隨出現失眠、健忘、手腳發麻、眩暈、經血過少、經痛等症狀。此外，因氣虛造成血虛的情形也不少，所以必須同時治療氣虛。

血瘀

- 色斑和雀斑很明顯
- 嘴唇和牙齦泛紫
- 容易便秘
- 皮膚泛黑且偏乾燥
- 肩膀僵硬痠痛
- 血管如蜘蛛網般浮出

因血的循環變差所引起的病態，除上圖的症狀外，有時體內還會伴隨出現腫瘤和卵巢囊腫等硬塊類的病變，或有如針刺的疼痛等症狀。要治療已經持續很久的慢性病時，一定要同時考量血瘀的狀態。

血熱

- 經常流鼻血
- 出血時不易止住
- 有血尿情形
- 經血過多（女性）

因血中蓄積過多熱所引起的病態，除左圖的症狀外，有時還會伴隨出現起疹子和粉刺等皮膚問題、經期提早、有發燒感等症狀。

> 血量不足時會出現血虛病態；
> 血的流動紊亂時會出現血瘀、血熱等病態

何謂津液？

津液與氣和血都是構成身體的要素，也是維持生命所需的必要水分。雖然津液就像水一樣，但並非單純的「水」，而是具有讓臟器與關節等處順暢運作，以及將不必要成分排出去的作用。

主要關鍵字 津液 津 液 腎陰 腎陽 宣散 肅降 滋潤作用 濡養作用

從腎陰與食物中的水分生成而來

存在體內的水分當中，除了**血**以外的東西，都稱為「**津液**」。津液又可分為**津**與**液**，津是指循環在身體表層的清澈水分，液是指循環在身體深層的黏稠水分。

津液是由後天素材與先天素材結合一起後生成而來。先天素材是貯藏在**腎**（→ P40）裡的水分，也就是**腎陰**（→ P40），而腎陰在同樣被貯藏在腎裡的熱源，也就是**腎陽**（→ P40）溫熱下，水分會氣化，並被送到**脾**（→ P46）。另一方面的後天素材，是從食物（**水穀**）中取得。食物會在胃裡被萃取出**精**（→ P42）來，在**小腸**（→ P62）裡被萃取出液來，在**大腸**（→ P62）裡被萃取出津來，之後分別送到脾，使得腎陰和精、液、津在腎裡結合一起，因而生成津液來。

在脾裡生成的津液，會被送到**肺**（→ P54），再透過**宣散**和**肅降**二條通道，在全身裡循環。宣散是朝向身體上半部和表層散布而去的循環通道，肅降是朝向身體下半部和深層滲透進去的循環通道。

透過宣散循環的主要是津，能帶給身體表層滋潤，之後再以汗及吐氣時所含的水蒸氣等形態，被釋出體外。另一方面，透過肅降循環的主要是液，會在血管內循環，並以軟骨素（chondroitin）等形態，滋潤皮膚裡的真皮及關節部分，發揮組織的構造體功能。透過肅降循環的津液，之後會被腎回收，再與老舊廢物一起成為尿排泄而出。

具有重要滋潤作用與濡養作用的津液

津液的作用，主要是透過水分媒介，支援**氣**與血發揮功能。其中支援氣發揮功能的作用，稱為「**滋潤作用**」，支援血發揮功能的作用，稱為「**濡養作用**」。

滋潤作用是指循環在皮膚與黏膜等身體表層，帶給身體表層滋潤，並以汗等形態，將多餘的**熱**及老舊廢物排出體外的作用。主要是津液中的津的作用，此時津會與氣一起透過宣散循環在身體表層，進而達到這個作用。

濡養作用是指循環在體內深層與組織體等處，將養分送到各臟器裡，並成為關節內的潤滑液，以維持關節順暢活動的作用。主要是津液中的液的作用，並發揮一部分血的功能，循環在肅降的通道裡。

從胃萃取的精、小腸萃取的液、大腸萃取的津，會與腎陰結合而生成津液

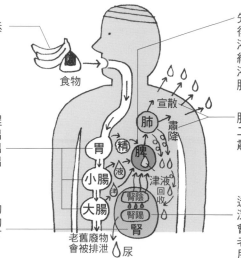

成為津液來源的後天素材，是從食物（水穀）中得來的水分。

食物在消化吸收的過程中，會在胃裡被萃取出精，在小腸裡被萃取出液，在大腸裡被萃取出津，之後分別送往脾。

腎裡貯藏有先天素材的腎陰，而腎陰是水分的來源，在腎陽的溫熱下會氣化，並被送往脾。

先天素材的腎陰與後天素材的精、液、津，會在脾裡結合一起成為津液，之後再被送到肺。

肺裡的津液會兵分二路，透過宣散和肅降循環全身。

透過肅降循環身體深層的津液，之後會被腎回收，再與老舊廢物一起變成尿後排出體外。

津液具有滋潤作用與濡養作用

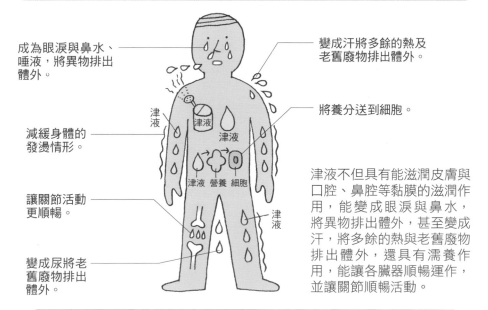

成為眼淚與鼻水、唾液，將異物排出體外。

變成汗將多餘的熱及老舊廢物排出體外。

減緩身體的發燙情形。

將養分送到細胞。

讓關節活動更順暢。

變成尿將老舊廢物排出體外。

津液不但具有能滋潤皮膚與口腔、鼻腔等黏膜的滋潤作用，能變成眼淚與鼻水，將異物排出體外，甚至變成汗，將多餘的熱與老舊廢物排出體外，還具有濡養作用，能讓各臟器順暢運作，並讓關節順暢活動。

津液當中的津能透過宣散發揮滋潤作用，液能透過肅降發揮濡養作用

津液失調

當津液在體內失衡，或囤積在身體局部裡而沉澱時，就會變成濕或痰飲，帶給身體危害，也會與其他多餘的東西結合在一起，進而引發病症。

主要關鍵字 津液 陰虛 濕 痰飲 濕熱 補陰 利濕 清熱

津液不足會招致陰虛；過剩會招致濕與濕熱

津液循環一旦出現異常，就會引發各種失調的情形。以**氣**和**血**的循環異常來說，原因通常來自量不足，或流動情形紊亂，但津液卻會因量的不足或過剩，直接導致流動紊亂的結果，因此只要津液循環異常，所引發的病態不是因為量不足就是因為過剩。

量不足時，會出現**陰虛**病態；量過剩時，會出現**濕、痰飲、濕熱**等病態。

津液的不足或過剩，常常只發生在局部

陰虛是津液不足所引發的病態，而只要發高燒或長期發燒、過度發汗，造成津液大量消耗，或負責生成津液的**腎**（→ P40）與**脾**（→ P46）功能低下，津液就會不足，主要症狀有皮膚等處的乾燥、發紅、發燙、乾咳、便秘等。

治療陰虛時，會採用補足津液的**補陰**（→ P97），但津液的不足，常常只發生在局部，所以仍需考量是哪個部位的津液不足。

濕是津液局部過剩而停滯不前的病態表現，主要起因於能溫熱**腎陰**（水分的來源），好讓水分氣化成為熱源的**腎陽**，力量低下，導致津液循環出現偏差的緣故。主要症狀有身體的倦怠感、頭重、胃內停水（水囤積在胃裡的感覺）、口中黏稠、浮腫、腹瀉、頻尿等，而只要濕的情形惡化，就會變成痰飲，不但會有先前濕的症狀，更會引發眩暈與耳鳴、心律不整等症狀。治療時，以排出多餘水分的**利濕**（→ P97）為主。

濕熱是濕的狀態長期化後開始帶**熱**，或與其他不正常的熱結合一起後所引發的病態。照說濕屬**陰**、熱屬**陽**，原本應該是互相抵銷的關係，但此時因兩者結合一起而共存，導致若進行利濕治療，就會讓熱過強，而若想消除熱，又會讓濕變強的複雜狀態。濕熱的主要症狀有分泌黃色黏稠狀痰或滲出液（因發炎而滲出的液體）、口中黏稠、口乾卻不想喝水、伴隨發燒感的倦怠感等。

治療時雖然以並用利濕和冷卻熱的**清熱**（→ P96）為主，但也得依濕和熱的程度，調整利濕與清熱的治療比例。

津液失調時會陰虛、濕、濕熱

陰虛

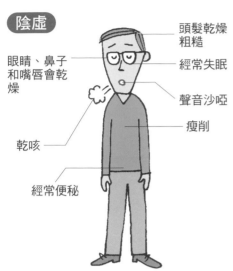

- 頭髮乾燥粗糙
- 眼睛、鼻子和嘴唇會乾燥
- 經常失眠
- 聲音沙啞
- 乾咳
- 瘦削
- 經常便秘

津液量不足所引發的病態。由於津液性質屬陰，所以津液若不足，就等於陰不足，容易讓身體囤積多餘的熱，因此變得乾燥，除左圖的症狀外，有時還會伴隨出現發燒感與盜汗等症狀。

濕

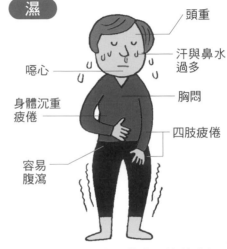

- 頭重
- 噁心
- 汗與鼻水過多
- 身體沉重疲倦
- 胸悶
- 容易腹瀉
- 四肢疲倦

津液局部過剩而停滯不前所引發的病態，除上圖的症狀外，也容易出現胃裡囤積水的感覺，以及在下雨天或濕度高的日子裡，身體狀況變差的情形。濕的情形若繼續惡化，就會變成痰飲，還會進一步引發眩暈與耳鳴、心律不整等症狀。

濕熱

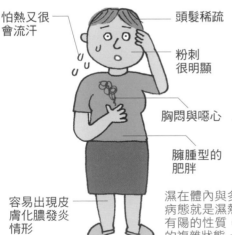

- 怕熱又很會流汗
- 頭髮稀疏
- 粉刺很明顯
- 胸悶與噁心
- 臃腫型的肥胖
- 容易出現皮膚化膿發炎情形

濕在體內與多餘的熱結合一起後，所引發的病態就是濕熱。由於濕擁有陰的性質、熱擁有陽的性質，所以濕熱是陰與陽交纏在一起的複雜狀態，會引發棘手的疾病。

津液量不足時會出現陰虛病態；過剩時會出現濕、痰飲、濕熱等病態

從日常中感覺到的症狀及生活習慣，可以診斷出氣、血、津液的狀態。在此以圖表顯示，介紹掌握自己體質傾向的方法。

主要關鍵字

診斷方法

將下列二十二個項目中，所有符合自己情形的左列號碼圈起來，再分別計算 A～H 的縱列中，所有圈起來的號碼數字總和，並寫在下欄裡。若加總的數字超過 10，就除以 2 後填入。

	確認項目	A	B	C	D	E	F	G	H
1	常常因胸脹或腹脹感到痛苦	–	–	–	–	3	1	–	1
2	容易焦躁生氣	–	–	–	2	3	–	–	–
3	容易失眠	–	–	3	2	3	–	1	–
4	常常出現黃色黏稠狀痰或鼻水	–	–	–	–	–	3	–	–
5	常常出現深黃色尿液	–	–	–	1	–	3	–	–
6	肩膀容易僵硬痠痛	–	–	–	–	3	1	3	1
7	嘴唇與牙齦顏色偏紫	–	–	–	–	–	–	3	–
8	常常覺得頭很重	1	–	–	–	–	1	1	3
9	下雨天或濕度高的日子裡身體常不舒服	–	–	–	–	–	1	–	3
10	皮膚乾燥而粗糙	–	–	3	1	–	–	1	–
11	舌緣呈鋸齒狀	3	1	–	–	–	–	–	2
12	舌苔多又厚	2	1	–	–	–	2	–	2
13	舌底靜脈看起來粗又凸出	–	–	–	–	–	–	3	–
14	食量較小	3							
15	常常腹瀉或排軟便	3	1	–	–	–	1	–	2
16	腰與膝蓋常常感覺疲憊或無力	–	3						
17	常常覺得有浮腫情形	–	3						2
18	容易掉髮	–	2	3	–	–	1	1	–
19	眼睛容易疲勞、乾燥	–	–	3	1				
20	肌肉容易痙攣、抽筋			3	1	1			
21	體溫明明不高卻有發燒的感覺	–	–	–	3	2	1	–	
22	手掌和腳底常常在疲勞時或夜晚裡變熱	–			3	–	–	–	–

Ⓐ　Ⓑ　Ⓒ　Ⓓ　Ⓔ　Ⓕ　Ⓖ　Ⓗ

1 劃圈的數字合計

2 將**1**的數字除以 2

（※**1**的數字若超過 10，就填入除以 2 後的數字，且小數點以下四捨五入。若未滿 10，就直接將數字填入**1**裡。）

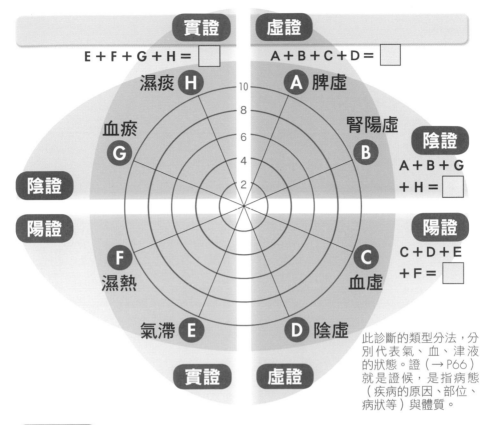

實證　E＋F＋G＋H＝□

虛證　A＋B＋C＋D＝□

濕痰 **H**

血瘀 **G**

陰證

陽證

濕熱

氣滯 **E**

實證

A 脾虛

腎陽虛 **B**

陰證　A＋B＋G＋H＝□

陽證　C＋D＋E＋F＝□

C 血虛

D 陰虛

虛證

此診斷的類型分法，分別代表氣、血、津液的狀態。證（→P66）就是證候，是指病態（疾病的原因、部位、病狀等）與體質。

〔圖表標記法〕

將 P34 裡 **2** 的結果，標記在上面圖表中 **A** ～ **H** 線的數字位置上，再將所有標記劃線連起來。

〔圖表閱讀法〕

圖表中特別凸出的地方，表示體質有較強的該傾向。例如若是「**A** 脾虛」最凸出，就表示脾虛的傾向特別強，屬於「脾虛型」。若同樣凸出的地方有複數個，表示同時擁有較強的複數個體質要素。各體質的詳細內容，請參照 P36 ～ 37。

〔關於實證、虛證、陽證、陰證〕

以各體質類型下面的計算法算出數字。數字愈大，表示該體質的傾向愈強。

【實證】**過剩**的狀態。要運動以消耗多餘的物質，並改變暴飲暴食的習慣，才能改善氣、血、津液的循環。

【陽證】「陽」**過剩**的狀態，容易出現亢奮與乾燥情形，要避免過度勞動，同時忌吃辛辣與重口味的食物。

【虛證】**不足**的狀態。要避免過勞，並鍛鍊身體，也要充分睡眠，設法讓身心更從容。

【陰證】「陰」**過剩**的狀態，容易缺乏身體活動所必要的熱，導致身體的活動力下降。要避免虛寒，並盡量運動以增加熱。

（→有關實證、虛證、陽證、陰證的詳細內容，請參照 P88 ～ 91。）

※ 改編自《讀體術》（仙頭正四郎著、農文協刊）的部分內容。

Ⓐ 脾虛

腸胃弱而容易疲勞的體質

脾虛是指具有消化功能與生成**氣**、**血**、**津液**功能的**脾**（→ P46），作用低下的體質。由於腸胃較弱，無力取得成為氣、血、津液來源的**水穀之氣**，導致生命能量的氣不足，因此容易疲勞與感冒。要改善這種體質，必須改掉過食及攝取冰冷食物的不良飲食習慣，避免脾的作用低下。

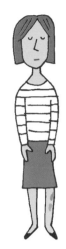

Ⓑ 腎陽虛

熱不足而虛寒的體質

腎陽（→ P40）是被貯藏在**腎**（→ P40）裡的熱源，**腎陽虛**是指這種熱源不足而虛寒的體質。由於腎陽能溫熱成為**津液**來源的**腎陰**（→ P40），並促使津液循環，所以一旦腎陽虛，就會因**熱**較少的緣故，無法充分溫熱腎陰，導致津液的循環變差，容易讓皮膚囤積水分。要改善這種體質，必須注意不讓身體冰冷，同時充分休息，以免消耗太多**氣**。

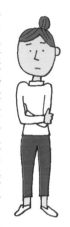

Ⓒ 血虛

女性較常見的血不足體質

血負責循環全身以帶給各臟器養分，**血虛**是指這種血不足的狀態。血虛時，由於血無法充分循環在全身，所以無法帶給各臟器充足的養分，連帶造成各臟器無法充分發揮運作，容易引發皮膚乾燥、肌肉疲勞或痙攣、手腳發麻、虛寒等情形。

要改善這種體質，基本做法就是多攝取紅蘿蔔、菠菜、羊栖菜等具有造血功能的食材，同時要有充足睡眠。

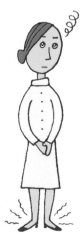

Ⓓ 陰虛

津液不足而容易乾燥的體質

陰是指負責滋潤身體的**津液**，**陰虛**就是津液不足的狀態。只要水分不足，**熱**就會相對變強，容易造成皮膚和頭髮乾燥，以及明明沒有發燒卻有發燒感等情形。通常過勞與睡眠不足、壓力等，都會消耗過多的津液，往往是引發陰虛的原因。

要改善這種體質，必須減少過勞等過度活動的情形，晚上也要有充足睡眠。

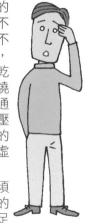

E 氣滯

氣停滯不前而焦躁的體質

氣滯是生命能量的**氣**，因循環不良而停滯不前的狀態。即使整體氣量沒有異常，只要某部位的氣聚集過剩，就會造成其他地方氣不足的情形。此時因為體內同時存在氣過剩與氣不足的狀態，會出現明明看似很有元氣卻容易疲勞，以及明明臉部發燙手腳卻冰冷等症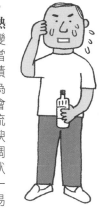狀，也會容易打嗝與排氣。氣滯的原因常常來自壓力、抑鬱感、思考過多、擔心過多，所以最重要的就是盡量放鬆。

F 濕熱

囤積多餘津液與熱的體質

囤積過多的**津液**，一旦與病態的**熱**結合一起，就會變成黏稠狀態，而當這種黏稠物質囤積在體內時，就稱為「**濕熱體質**」，會有怕熱又容易流汗，以及體格豐腴等特徵。由於黏稠物質會在帶熱的狀態下，停滯在某一處裡，因此容易引起發癢、腫脹、粉刺、化膿等症狀。要改善這種體質，必須少吃成為濕熱來源的甜食與辛辣食物、油膩食物。

G 血瘀

皮膚偏黑的血滯體質

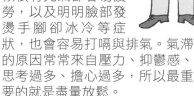

血的循環停滯不前的體質，就稱為「**血瘀**」。一旦血滯，表面看起來會偏黑，因此皮膚顏色容易偏黑又沒有光澤。血的循環不良時，不僅容易引發虛寒情形，也會招致肩膀僵硬痠痛、頭痛、經痛等症狀。引發血瘀的主要原因，不是引導血循環的**氣**不足，就是氣滯。要改善這種體質，必須設法解除引發氣滯的壓力等問題。

H 濕痰

津液過剩的水腫體質

津液囤積過多時就會**濕**，而濕若進一步結成塊，導致流動變差時，就會變成**痰**。濕與痰囤積在體內的體質，就稱為「**濕痰**」。由於濕痰就像體內到處都有水袋的狀態，因此容易受氣溫影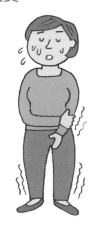響，往往會怕冷又怕熱。容易水腫的人，大多屬於這種類型，最大特徵就是皮膚白皙又容易疲勞。

要改善這種體質，最有效的方法就是避免攝取過多水分，同時要適度運動。

中醫的基礎理論⑤ 臟象學說

將人體內的各種活動運作，分為腎、脾、肝、肺、心五個臟器來思考的學說，就是臟象學說，中醫就是透過這種關係性來掌握病態。

主要關鍵字 腎 脾 肝 肺 心 臟象學說 五臟 逆相剋

五行的木、火、土、金、水等同人體的五個臟器

中醫存在「自然界與人體都是由**木**、**火**、**土**、**金**、**水**五個要素構成，彼此相關並取得平衡」的觀念，稱為「五行學說」，而根據這種五行學說，將人體功能分為**腎**（→ P40）、**脾**（→ P46）、**肝**（→ P50）、**肺**（→ P54）、**心**（→ P58）五個臟器來思考的學說，就稱為「**臟象學說**」，五個臟器就稱為「**五臟**」。

如同五行在自然界裡彼此相關並取得平衡一樣，五臟也在人體內彼此相關並取得平衡。其中相當於五行之木的是肝、相當於火（太陽）的是心、相當於土的是脾、相當於金的是肺、相當於水的是腎，而與五行裡的**相生**與**相剋**關係一樣，五臟也存在類似的平衡關係。臟象學說就是以這五臟的關係性為依據，是探討體內的狀態與疾病的原因、治療法等的重要指針。

不過臟象學說裡所指的腎、脾、肝、肺、心，不見得就是西醫所指的腎臟、脾臟、肝臟、肺臟、心臟，所以不能將這兩者混淆一起。

五臟的生理功能屬「腎→脾→肝→肺→心」的逆相剋關係

由於臟象學說的根據是五行學說，因此五臟同樣存在相生與相剋的關係，但要掌握五臟的正常生理功能時，必須以**逆相剋**（或稱「反剋」）的關係來思考，會比較容易明白。

逆相剋就是反向的相剋。另外有一個顯示相同關係的名詞稱為相侮，但相侮主要用來表示病態，而逆相剋是指支撐生理狀態的關係，就這層意義來說，與相侮不同。簡單地說，相剋是指某臟器會抑制另一個特定臟器發揮作用，而逆相剋是指某臟器會提供另一個特定臟器發揮作用所需的素材，讓這個特定臟器能正常運作，屬於協助關係。

逆相剋如 P39 上圖所示般，是讓相剋圖的箭頭反向指示的關係，若依順序排列，就是腎→脾→肝→肺→心。簡單地說，被貯藏在腎裡的先天素材會被脾吸收，然後在脾裡生成**氣**、**血**、**津液**後，再被釋放到肝裡，再從肝送到肺裡，然後從肺循環到全身，而負責統籌這一連串生理功能的就是心。

這種逆相剋關係也可以如 P39 下圖所示般，置換成自然界的能量循環關係，此時仍反映出「人類身體是大自然一部分」的**整體觀**。

五臟的逆相剋關係也適用在自然界的能量循環裡

> **逆相剋** 與某臟器抑制另一個特定臟器發揮作用的相剋關係，呈反向的關係。是某臟器提供另一個特定臟器必要素材的關係。

肝→肺（肺剋肝的逆相剋關係）
當肝的力量如木一般想往上伸展時，肺會發揮防護罩的作用，將這股力量抑制下來，讓這股力量成為有效的力量。

心→腎（腎剋心的逆相剋關係）
腎會在心提供熱的情況下，讓水分來源的腎陰氣化，進而生成津液。

脾→肝（肝剋脾的逆相剋關係）
由脾而來的水穀之氣，會如同木從土裡吸收養分一樣，透過肝被送到肺。

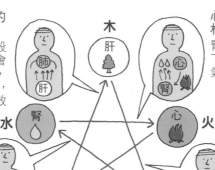

腎→脾（脾剋腎的逆相剋關係）
能成為被貯藏在腎裡的水分來源的腎陰，透過脾與後天素材結合一起後，能成為津液。

肺→心（心剋肺的逆相剋關係）
以先天素材和後天素材為原料，在肺裡被製造出來的血，會被送到心，再從心送往全身各處。

將上面的逆相剋關係重新排列後，就與自然界的能量循環一致

心＝太陽
如自然界的運作是以太陽為中心般，腎、脾、肝、肺的功能，也都由心統籌。

⬆

肺＝雲（從礦山現身的雲）
如雲般的肺，會成為防護罩，保護雲下面的自然環境。

⬆

肝＝木
如木般的肝，會往上伸展，將氧氣釋放到空氣裡。

⬆

脾＝大地的土
脾就像土一樣，而土裡的養分會被如木般的肝吸收。

⬆

腎＝河川、大海、湖泊的水
腎就像河川、大海、湖泊裡的水一樣，而被貯藏起來的水分，會被如大地般的脾利用。

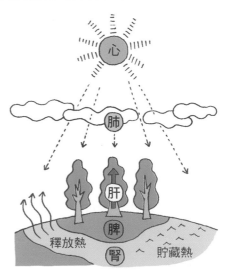

> # 以逆相剋關係來掌握五臟，
> # 進而分析疾病原因的，是臟象學說

何謂腎？

腎在五行中屬於水的臟器，一生都與人類的成長和發育、生殖等運作有關，是
生命力的根源，又被稱為「先天之本」。

主要關鍵字 腎 先天之本 津液 肺 肅降 腎陰 心 腎陽

生命力根源的臟器，與成長、發育、生殖有關

西醫所指的腎臟，是負責排尿並過濾體內不必要物質的臟器，而中醫
所指的**腎**，雖然同樣具有這些功能，但只占一部分，因為中醫所指的腎，
與生命有更深、更直接的關係。

腎一生都與成長、發育、生殖等運作有關，是負責調節這些運作的重
要生命力根源，又被稱為「**先天之本**」，與人類從幼年期到青年期的成長、
發育、生殖有關，而只要腎開始衰弱無力，肉體就會跟著老化。例如嬰幼
兒不但頭髮很少，也沒有牙齒，但隨著發育就會逐漸長出來；相反地，隨
著老化，這些東西又會逐漸脫落，這都是因為腎的力量增、減下的結果。
這種腎的力量盛衰變化，可以從生命的誕生到老年期為止，分為**生、長、
壯、老、已**五個階段。

此外，腎還掌管性功能、排卵、月經等生殖功能的週期性變化，也與
骨骼、牙齒、頭髮的成長，以及老化等變化有關。

在前頁的**臟象學說**單元裡，說明過腎的功能等於自然界裡的大海與湖
泊功能，而大海同樣是生命誕生的地方，也是讓生命多元化發展的地方，
由此可見，腎確實是生命力的根源。

水分來源的腎陰與熱來源的腎陽，幫助津液循環

腎另一個很大的特徵，就是與**津液**的代謝功能有關。

腎在**五臟**中是位居體內最深處的臟器，負責接收循環在體內最深處又
最低處的津液，若要比喻，就像從等同「雲」的**肺**（→ P54）裡，透過**肅
降**掉下來的「雨」（津液），由腎接收後，囤積成水的感覺。此時被貯藏
在腎裡的預備用津液，就稱為「**腎陰**」。

不僅如此，腎還貯藏有相當於「太陽」的**心**（→ P58）的**熱**，就像大
海與湖泊蓄積熱一樣，能用來調節氣溫。這種被貯藏在腎裡的熱，就稱為
「**腎陽**」。

預備用津液的腎陰，無法直接發揮津液的功能，必須被腎陽的熱溫熱
後，透過氣化方式送到**脾**（→ P46），才能成為生成津液的材料。

腎陰是全身水分的來源，腎陽是全身的熱，因此腎陰又被稱為「**真
陰**」，腎陽又被稱為「**真陽**」。

腎是掌控成長、發育、生殖的先天之本

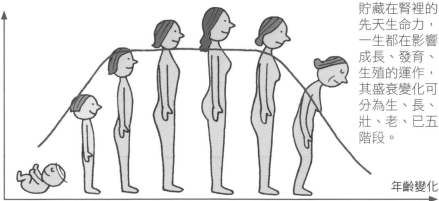

貯藏在腎裡的先天生命力，一生都在影響成長、發育、生殖的運作，其盛衰變化可分為生、長、壯、老、已五階段。

生（嬰幼兒期）
傳承自父母的先天生命力，因為還處在未覺醒的階段，所以還不夠發達。

長（7~16歲左右）
腎的功能逐漸活躍，所以開始換牙，頭髮也愈來愈密，十四歲左右開始具備生殖能力。

壯（17~32歲左右）
發育達到顛峰，生命力非常充足，肌膚也充滿光澤，成長為肌肉結實的體格。

老（33~50歲左右）
腎的功能開始慢慢衰弱，因此逐漸長出白髮或開始掉髮，生殖能力也逐漸衰弱。

已（死）
無法提供充分的後天生命力，而當先天的腎功能用盡後，就逐步迎向死亡。

腎在津液的代謝功能上扮演重要的角色

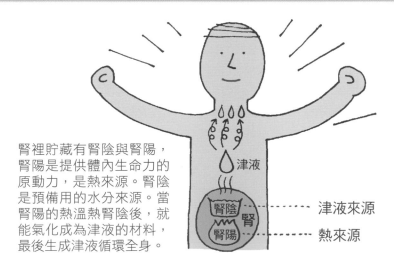

腎裡貯藏有腎陰與腎陽，腎陽是提供體內生命力的原動力，是熱來源。腎陰是預備用的水分來源。當腎陽的熱溫熱腎陰後，就能氣化成為津液的材料，最後生成津液循環全身。

腎負責提供生命活動的原動力，同時對體內津液的運作擁有莫大影響力

何謂貯藏在腎裡的精？

腎是生命力根源的臟器，貯藏有製造生命力根源的精。精是生成氣、血、津液的根源，能幫助腎發揮作用。

成為氣、血、津液材料的重要素材

腎是掌控成長、發育、生殖的生命力根源，而腎裡最根源性的存在就是**精**。

精是製造生命力的根源，但就像沒有吸收水分就無法發芽的植物種子一樣，儘管內含生命力，生命活動卻是處在停止的狀態。

精又分為「**先天之精**」與「**後天之精**」。先天之精接收自母親，是天生就具有的精，其力量強弱會左右人的天生體力，因此也會影響是否容易生病。另一方面的後天之精，是從食物攝取進來的養分（**水穀精微**）中取得，主要在補充後天的生命力根源。

先天之精不足時，會引發發育不良、尿床、兒童氣喘等，幼童時期的問題；後天之精不足時，男性容易不舉，女性容易不孕。銀髮族的掉髮、掉齒、腰痛、健忘等症狀，也多起因於後天之精的不足。

當先天之精與後天之精在體內結合一起時，就會被貯藏在腎裡，成為生成**氣、血、津液**的來源。此時被貯藏在腎裡的精，就稱為「**腎精**」。

腎精與骨骼、骨髓、末梢神經、大腦功能有很深的關聯

腎與骨骼的發育有很深的關係，尤其是腎精，負責維持骨骼的健康。此外，負責製造骨骼裡的**骨髓**的素材，也是腎精，因此又與脊髓、大腦、末梢神經等功能有關。不僅如此，牙齒的成長與更替，也都與腎精有關。

腎精不足時，不僅會讓人發育不良，也會引發生殖與排尿功能不全，出現如同老化現象等病態。

腎精會不足，雖然有可能是出生時體重過輕或早產等，接收自母親的先天之精原本就不足，但大多時候都是因為過勞、睡眠不足、肉體極度疲勞、過度縱慾等原因，導致腎精過度消耗而不足。

要預防先天之精與後天之精，以及腎精的不足，首要工作就是維持腎的健康，所以必須充分休息與睡眠，生活也要有規律，避免過度勞動身體。

先天之精與後天之精結合一起後，就成為腎精

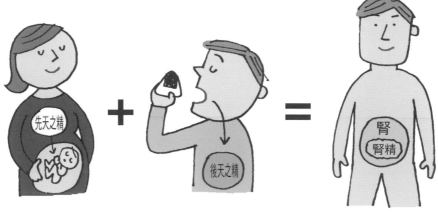

先天之精　　　　　　後天之精　　　　　　兩者結合一起後……

出生之前就接收自母親，能成為生命力根源的材料，就稱為「先天之精」。

從食物（水穀）中取得，能成為生命力根源的材料，就稱為「後天之精」。

先天之精與後天之精結合一起後，會被貯藏在腎裡，就稱為「腎精」。

腎精影響骨骼、牙齒、骨髓健康，並與末梢神經和大腦功能有關

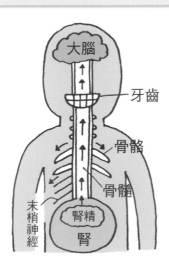

要維持骨骼與牙齒健康，就要避免過度消耗腎精，設法妥善保存腎精的力量

腎與骨骼的發育有很深的關係，因為腎精負責維持骨骼的健康。其實對骨骼和牙齒來說，鈣質不過是材料的來源之一，真正想保護骨骼與牙齒不被疾病侵襲，就必須保有腎精的強大力量。此外，腎精還能製造骨髓，所以對維持骨髓延伸線上的脊髓，以及末梢神經、大腦功能的健康，都扮演非常重要的角色。

> 腎精是先天之精與後天之精結合一起後生成而來，
> 會被貯藏在腎裡成為生命力的根源

腎失調

生命力根源的腎若出現異常，就會影響成長與生殖功能，導致發育不全、生殖功能異常等問題，加上腎的異常往往會影響全身陰陽的平衡，所以也容易出現全身性的症狀。

主要關鍵字 腎 先天之本 腎陰 腎陽 腎陰虛 腎陽虛

影響生殖功能與排泄異常、骨骼與眼睛、耳朵易有症狀

腎是掌控成長、發育、生殖的**先天之本**，對**津液**的代謝也扮演重要的角色，因此與人體的成長及骨骼形成、生殖功能、排泄功能等有關的症狀，大多起因於腎失調。實際症狀有兒童的智能發育不全與骨骼發育不全、不孕、無月經、子宮發育不全、排卵異常、無精子症或少精症、不舉、早洩等生殖功能異常、尿閉（尿路異常導致無法排尿的狀態）、排尿力弱、頻尿、夜尿、失禁、腹瀉、便秘等排泄異常。

此外，與腎的運作關係很深的頭髮、牙齒、骨骼、腰、耳朵、眼睛等部位，也容易反應出腎失調的結果，所以若有長白髮、掉毛、掉齒、骨質疏鬆症、重聽、耳鳴、眩暈、視力障礙、白內障等症狀，可能都與腎有關。

腎陰虛與腎陽虛還會影響其他臟器

被貯藏在腎裡的**腎陰**，是全身水分的來源，**腎陽**則是全身熱的來源，兩者都會影響人體**陰陽**的平衡狀態，所以一旦腎失調，造成腎陰或腎陽不足時，就會引發全身陷入**陰**不足或**陽**不足的狀態裡。因腎陰不足造成全身**陰虛**的狀態，稱為「**腎陰虛**」，因腎陽不足造成全身**陽虛**的狀態，稱為「**腎陽虛**」。

由於腎陰虛是腎陰不足的表徵，所以會招致因津液不足而引起的全身性症狀，包含眩暈、耳鳴、腰部倦怠感等，與腎有關的深處器官的不適症狀，同時也會出現乾燥與發燒感等陰虛特有的症狀。不僅如此，由於腎陰虛也很容易影響**肝**（→ P50）、**肺**（→ P54）、**心**（→ P58），所以還會伴隨出現與肝有關的頭痛、視力模糊，與肺有關的乾咳、口渴，與心有關的心悸、失眠等症狀。

腎陽虛是腎陽不足的表徵，所以會招致因熱不足而引起的全身性症狀，除了與腎陰虛一樣會引發眩暈、耳鳴、腰部倦怠感等症狀外，還會出現臉色發白、沒有元氣、怕冷、手腳冰冷、多尿、頻尿等症狀，一旦影響到**脾**（→ P46）和心，就會出現水樣便、食慾低下、水腫等症狀。

腎陰與腎陽都會因過勞、飲食生活不正常、過度縱慾等原因而消耗，若想預防腎失調，一定要多注意這些地方。

腎失調的代表性病態就是腎陰虛與腎陽虛

腎陰虛　腎陰不足而出現的病態，容易引發眩暈、耳鳴、腰部倦怠感等症狀。由於腎陰是全身津液的來源，所以腎陰不足就會造成津液不足。

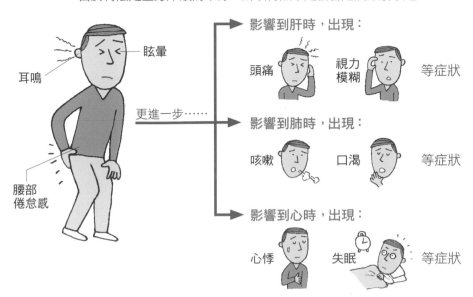

更進一步……

影響到肝時，出現：

頭痛　　視力模糊　　等症狀

影響到肺時，出現：

咳嗽　　口渴　　等症狀

影響到心時，出現：

心悸　　失眠　　等症狀

腎陽虛　腎陽不足而出現的病態，除了會有腎陰虛的症狀外，也容易出現虛弱、虛寒等症狀。腎陽不足時，還容易引發全身熱不足與元氣不足的病態。

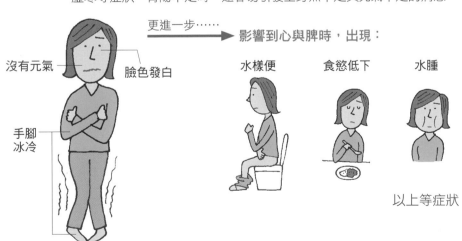

更進一步……　　影響到心與脾時，出現：

水樣便　　食慾低下　　水腫

以上等症狀

腎異常時，會招致全身陰陽失衡，進而引發腎陰虛或腎陽虛

何謂脾？

脾在五行中屬於土的臟器，會從食物與飲料中攝取身體所需的物質（水穀之氣），以幫助氣的運作。不過此處的脾，與西醫所提的脾臟不同，不單純只負責消化吸收的功能。

主要關鍵字 脾 後天之本 化生作用 運化作用 升清作用 統血作用

用來補充「先天之本」腎的「後天之本」

中醫所思考的**脾**，具有各種作用，若要一言以蔽之，就是與**腎**一起負責生命的基礎功能。西醫所提的脾臟，是負責去除老化的紅血球，並貯存血小板的臟器，與中醫的思考方式非常不同。

相對於腎是繼承自父母，帶有先天生命力的**先天之本**，脾是從食物等物質中，取得補充後天生命力的**後天之本**。先天之本無法單靠自己的力量發揮生命力，但只要與後天之本結合一起，生命力就會甦醒過來，進而活化。若要比喻，就像植物的種子無法只靠自己的力量發芽，但只要種到土裡去，並給予水分，就會長出芽來，開始進行生命活動。此時的種子，就是先天之本的腎，土和水分就是後天之本的脾。

能讓氣、血、津液循環在體內，也能輔助氣的運作

脾除了具有從食物中取得**水穀之氣**的功能外，還具有**化生作用、運化作用、升清作用、統血作用**。

化生作用是指從食物中取出水穀之氣當材料，以利生成**氣、血、津液**的作用；而透過化生作用生成而來的氣、血、津液，會透過運化作用被送到全身各處。另一方面，從食物中取出的水穀之氣，也會透過升清作用被往上送，直到**肺**（→ P54）裡後，再利用來生成氣。

脾在血管內也能發揮作用，不僅能引導血在血管內以固定方向循環，也能預防血漏出血管外，就稱為「統血作用」。

脾的這些作用都與氣的運作有很深的關係，所以不論化生作用還是統血作用、運化作用（氣的**推動作用**），都是在補足氣的作用。

與脾的作用關係很深的器官，就是嘴巴。嘴巴是脾的入口，當嘴裡感受到刺激時會分泌唾液，進而促使分泌用來萃取食物中水穀之氣的消化液。

脾還與消化器官、手腳、肌肉（肉）、真皮（皮）、皮下脂肪等部位，有很深的關係，而脾的作用最容易顯現的地方，就是嘴唇，只要觀察嘴唇的顏色與光澤，就能大致判斷出脾的狀態。

脾能萃取水穀之氣，是能與天先之氣結合的後天之本

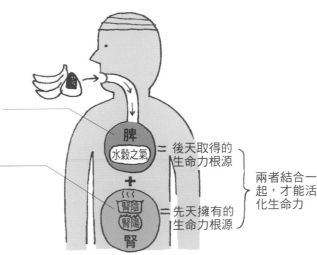

脾是後天之本
脾能在體內從食物中萃取出水穀之氣，而水穀之氣是生成氣、血、津液的原料，所以脾是補充後天生命力的重要臟器，又稱為「後天之本」。

腎是先天之本
被貯藏在腎裡的腎陰與腎陽，是後天生命力的根源，但腎無法單獨讓生命活動運作起來，必須與後天之本的脾結合一起，才能提供生命力。

脾
水穀之氣
= 後天取得的生命力根源

+

腎陰
腎陽
腎
= 先天擁有的生命力根源

兩者結合一起，才能活化生命力

脾具有化生作用、運化作用、升清作用、統血作用

運化作用
將氣、血、津液送到全身的作用。能讓血管壁適度收縮，以促進全身的循環。

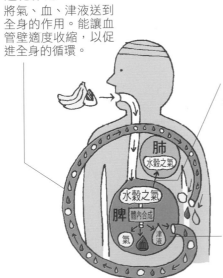

升清作用
將食物中萃取出來的水穀之氣送往上方，直到肺為止的作用。

化生作用
將食物中萃取出來的水穀之氣分解吸收後，在體內合成氣、血、津液的作用。

肺
水穀之氣

水穀之氣
脾 體內合成
氣 血 津液

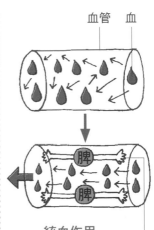

血管 血

脾

脾

統血作用
引導血往固定方向前進，避免血往多方向前進的作用，還能預防血漏出血管外。

後天之本的脾與先天之本的腎，共同負責生命的基礎功能

脾失調

脾與胃、嘴巴、肌肉、皮膚都有很深的關係，所以當脾的運作出現異常時，就會引發腸胃與皮膚的失調症狀，甚至常常會伴隨出現吃不出味道、嘴裡甜甜的、嘴巴黏黏等味覺異常。

主要關鍵字 脾 脾氣虛 脾陽虛 升清作用 統血作用 脾氣下陷 脾不統血

脾失調會招致氣、血、津液的失調

脾與**氣、血、津液**的生成和送往全身的作用有關，因此當脾的運作出現異常時，氣、血、津液也會跟著異常。不僅如此，由於氣、血、津液之間是相互影響並循環全身，藉以維持健康，所以只要氣、血、津液出現異常，就會招致生命力低下的病態，最具代表性的就是**脾氣虛**。

脾氣虛是脾的功能低下時，引發氣不足的病態，會出現全身倦怠感與無力感等**氣虛**的症狀，以及食慾不振、腹部不舒服或鈍痛、吃東西就腹脹、腹瀉、噁心、打嗝等，各種腸胃症狀。

當脾氣虛的病態進一步惡化時，會引發**脾陽虛**的病態，不只會出現脾氣虛常見的症狀，還會出現腹部冰冷、腹瀉、皮膚蒼白等症狀。治療脾氣虛時，會採用補足氣的**補氣**（→ P97），以及促進脾功能恢復正常的**健脾**（→ P97）；治療脾陽虛時，會採用補足溫熱力量的**溫陽**（→ P96）。

升清作用與統血作用低下時，會引發各種病態

脾具有讓養分等物質在體內循環時，朝上方而去的**升清作用**，以及避免血漏出血管外的**統血作用**，所以當脾出現異常時，各種作用力也會跟著低下，引發各種病態。

升清作用低下時，會引發被稱為「**脾氣下陷**」的病態，不只會出現脾氣虛的症狀，也會出現胃重、胃不舒服、胃下垂、站起來頭暈、脫肛（直腸末端跑出肛門外的狀態）等症狀。治療脾氣虛時，會採用補氣。（審訂注：即益氣法，例：服用補中益氣湯）

統血作用低下時，會引發被稱為「**脾不統血**」的病態，讓血漏出血管外，因此出現皮下出血、血便等各種出血性症狀。治療脾不統血時，會採用**止血**。（審訂注：即健脾止血法，例：服用歸脾湯）

一旦脾出現任何失調情形時，一定要避免攝取過多水分，也不能勉強進食，只在感到肚子餓時才進食，這一點非常重要。此外，若想讓脾的運作恢復正常，也要設法溫熱脾，所以要盡量少吃會造成身體冰冷的食物，並充分活動肌肉，以提高活動量，晚上也要有充足睡眠。

脾失調起因於脾氣虛

脾氣虛 脾功能低下所引發的病態，容易出現全身倦怠感、無力感、食慾不振、吃不出味道、腹部不舒服或鈍痛、手腳疲憊等症狀。

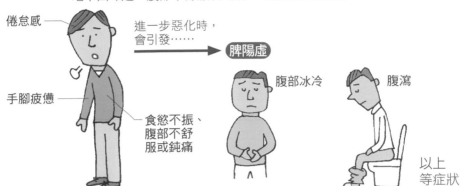

進一步惡化時，會引發……　→　**脾陽虛**

倦怠感

手腳疲憊

食慾不振、腹部不舒服或鈍痛

腹部冰冷

腹瀉

以上等症狀

脾氣下陷 引導養分等物質在體內往上循環的升清作用低下時，所引發的病態，會出現胃不舒服、脫肛等，器官會有下垂感、嚴重往下掉的症狀。

脾氣虛的症狀

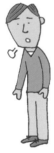

＋

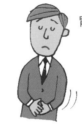　胃不舒服

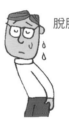　脫肛

以上等症狀

脾不統血 讓血不會漏出血管外的統血作用低下時，所引發的病態，會出現各種出血性的症狀。

脾氣虛的症狀

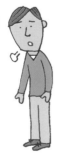

＋

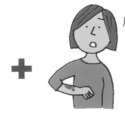　皮下出血

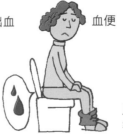　血便

以上等症狀

> ## 脾與氣、血、津液的生成及運行有關，
> ## 所以脾失衡會影響整個氣、血、津液

何謂肝？

肝在五行中屬於木的臟器，而中醫的根基「氣、血、津液必須不斷循環，才能維持健康」的健康觀，就是架構在肝的作用上。

主要關鍵字 肝 疏泄作用 藏血作用

肝擁有如木朝天空伸展般的作用

將**五臟**比喻成自然界的東西時，**腎**就是大海與湖泊，**脾**是大地之土，所以腎與脾都是扎根在地上，顯示腎與脾負責生命的基礎功能，是所有五臟功能的根基。至於**肝**，則是生根在這兩個根基底下，負責吸收大地的養分，再往上伸展，是擁有與木相同功能的臟器。

中醫所指的肝，不同於西醫所指的肝臟，主要功能是**疏泄作用**。疏泄作用是指讓**氣、血、津液**循環在全身裡，並依據必要將適量的氣、血、津液送到必要的部位，而這兩者之間的共通點，就是都能讓氣、血、津液像木一樣，往上、往外擴散，進而循環全身。

這種往上、往外伸展的性質，與保持情緒的穩定有關，所以當肝異常時，很容易出現焦躁、易怒、突然發飆、抑鬱等失調的情緒。

肝的另一個重要作用是**藏血作用**，這是依據必要將血送到身體各處，並負責調節血量的作用。只要肝的藏血作用正常運作，就能有充足的血循環在體內，但只要藏血作用低下，就會造成提供的血不足，引發各種問題。

簡單地說，肝負責調節氣、血、津液的循環作業，同時位在腎與脾的人體功能根基部位，以及相當於太陽和雲的心、**肺**等人體功能上面部位的中間位置，扮演著中間橋樑的角色。

與肌肉和自律神經、指甲、眼睛有很深的關聯

肝與肌肉也有很深的關係，雖然脾也與肌肉有關，但脾只是提供肌肉能量，肝卻能幫助肌肉維持順暢的運動功能，因此若手腳麻痺或發麻、痙攣時，必須考量可能是肝有異常，而不是脾有異常。

此外，肝還與自律神經系統（尤其是掌控血管與肌肉收縮、緊繃的交感神經）、指甲、眼睛、毛髮、皮膚的真皮等器官有關。

腎與脾負責打造基礎生命力，再由肝往上、往外擴散出去

肝具有吸收大地的養分，再往天空伸展而去的樹木性質，所以能將氣血從下面與深處，擴散到上面與表層，擁有讓腎與脾形成的生命原動力躍動的作用，就像太陽一樣。

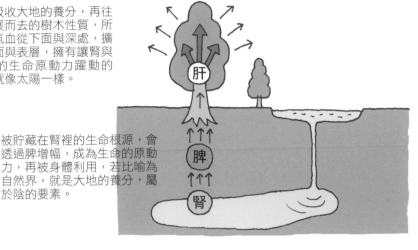

被貯藏在腎裡的生命根源，會透過脾增幅，成為生命的原動力，再被身體利用，若比喻為自然界，就是大地的養分，屬於陰的要素。

肝具有疏泄作用與藏血作用

疏泄作用
讓氣、血、津液順暢循環全身，並調節循環量的作用，還包含維持氣順暢循環的作用，以及促進脾的運化作用。

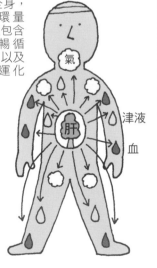

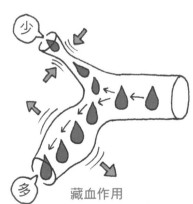

藏血作用
調節體內的血流量，進而分配適當血流量的作用。透過自律神經的血管神經作用，能有效控制血管的擴張與收縮，進而調節血的循環量。

腎與脾所生成的生命原動力，由肝依必要來調節全身所需的量

肝失調

人體內的各種作用，基本上都因肝而順暢發揮功能，因此，若肝失調，就會引起氣與血不足，也容易引發焦躁、抑鬱等情緒上的異常。

主要關鍵字 肝 疏泄作用 藏血作用 虛證 肝血虛 實證 肝氣鬱結

容易影響其他臟器，病態也容易複雜化

肝失調時的一大特徵，就是不只會影響身體，也會帶給精神層面莫大的影響，而容易受影響的器官，有自律神經系統、血液系統、骨骼肌、眼睛等。

肝透過**疏泄作用**和**藏血作用**，與氣、血、津液及全身各器官有很深的關係，因此當肝失調時，就會帶給全身功能莫大的影響，也容易連帶造成**胃**（→ P62）和**肺**（→ P54）、**脾**、**心**（→ P58）等其他**臟腑**的失調，讓病態複雜化，有時會很不易治療。

肝血不足或疏泄作用低下，就會招致肝的病態

肝失調可大致分為肝功能低下引起的**虛證**（→ P86）病態——**肝血虛**，以及肝功能亢進（過剩）引起的**實證**（→ P86）病態——**肝氣鬱結**。

肝血虛是**肝血**（肝裡的血）不足的狀態，往往起因於出血等大量失血的情形，或營養失調造成血的供給不足。血不足時，很難將充足的養分送到全身各處，因此會出現皮膚與頭髮的乾燥、臉色蒼白、眼睛乾澀而模糊、飛蚊症（有如蚊子在眼前飛來飛去般的狀態）、手腳發麻、肌力低下、月經晚來、經血過少等症狀。

當這種病態影響到五臟之一的心時，除了會有前述的症狀外，還會出現失眠、健忘、眩暈、心悸等症狀。

而一旦影響到五臟的**腎**，就會出現耳鳴、頭痛、腰痛、掉髮、掉齒、雙腳無力感、視力模糊、視力障礙等症狀。

若肝血不足影響到肌肉，就會出現肌肉痙攣、手腳顫抖、抽筋、皮膚發癢等症狀。

另一方面的肝氣鬱結，是因為肝的疏泄作用失調所引起，會出現抑鬱狀態、月經不順、便秘、情緒起伏劇烈、腫脹般的疼痛感、梅核氣（喉嚨有堵塞感）等症狀，一旦這種狀態長期持續下去，就會伴隨出現臉色黯沉、倦怠感、腹部膨脹感、疼痛等症狀。

肝出現異常時，一定要先避免承受壓力，盡量讓生活過得悠閒，同時努力保持開朗的心情，才是讓肝恢復功能的最佳養生法。

肝失調的症狀，大致可分為**虛證**與**實證**

肝功能低下時會引發虛證……

肝血虛　肝血（肝裡的血）不足，導致肝功能低下時所引起的病態，此時臉色不是鐵青蒼白，就是泛黃，且常常因營養不良而顯得瘦削。

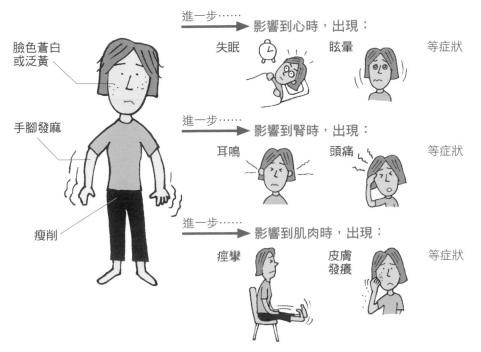

臉色蒼白或泛黃

手腳發麻

瘦削

進一步……　影響到心時，出現：　　失眠　　眩暈　　等症狀

進一步……　影響到腎時，出現：　　耳鳴　　頭痛　　等症狀

進一步……　影響到肌肉時，出現：　　痙攣　　皮膚發癢　　等症狀

肝功能亢進（過剩）時，會引發實證……

肝氣鬱結　氣的流動停滯不前，導致肝功能過剩時所引起的病態，往往會出現抑鬱狀態、側胸部腫脹或疼痛、大便異常等症狀。

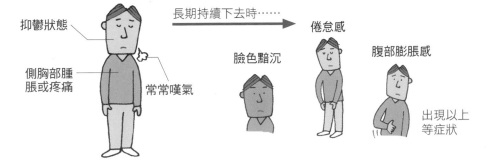

抑鬱狀態

側胸部腫脹或疼痛

常常嘆氣

長期持續下去時……　倦怠感

臉色黯沉

腹部膨脹感

出現以上等症狀

> **肝的疏泄作用失調時，會招致功能低下或亢進，引發虛證與實證的病態**

何謂肺？

肺在五行中屬於金的臟器，會將清氣吸取到體內，以成為氣的材料，也會將津液經由腎送到全身各處。簡單地說，肺不只具有呼吸功能，也具有津液代謝與免疫功能。

主要關鍵字 肺 宣散作用 肅降作用 免疫功能 衛氣

肺具有防護罩與濾網的功能

西醫所指的**肺**，是將空氣裡的氧氣吸入體內，再排出二氧化碳的呼吸器官，相較之下，中醫所指的肺，不僅具有這種呼吸器官的功能，同時還具有其他各種作用。若從特徵來說，不妨比喻為自然界裡的雲。

自然界裡的雲，是在水蒸發後變成雨所循環的大氣層，與平流層之間的交界處附近所形成。雲能夠保護地面上的環境，也能阻擋外太空照射下來過多的紫外線等有害物質，肩負起保衛地球的任務。換句話說，雲能發揮保護地球的外殼功能，讓地面上的生命過著安全的生活。

人體裡的肺就和雲一樣，同樣擁有隔開生命體與外界的外殼功能，其中一個作用，就是保護人體不受外敵入侵，同時維持**氣、血、津液**的循環，不讓這些物質漏出體外，充分發揮「防護罩」的作用。另一個重要功能，是將必要的物質攝取到體內，並將不必要的物質排出體外的「濾網」作用。

宣散作用與肅降作用，能調節氣與津液的循環

肺所扮演的「防護罩」與「濾網」功能，成立在**宣散作用**與**肅降作用**上。

宣散作用是引導氣與津液等物質，在體內自由循環時，能往上流動，同時將過剩的氣與津液，釋放到體外去的作用。另一方面的肅降作用，是負責讓即將往外擴散而去的氣與津液，能在人體表層裡循環，也就是反過來引導氣與津液往下、往內循環的作用。肺的這種宣散作用與肅降作用，對津液的代謝特別重要。

此外，肺還具有保護人體不受病原體侵襲的**免疫功能**，這是由同為氣的一種，但具有免疫作用的**衛氣**，利用宣散作用擴散在人體表層而形成的保護功能。

與肺有關的器官，有鼻子和皮膚的表皮、體毛等，其中的鼻子，不只是外氣的通道，裡面的複雜結構還能有效阻擋異物。至於皮膚表皮則具有預防外界異物入侵的防衛功能，體毛也具有緩和來自外界衝擊力量的作用。

肺具有防護罩與濾網功能,能讓氣與津液宣散、肅降

宣散作用

在肝的作用下,氣與津液往上擴散時,肺會發揮濾網功能,將不必要或過剩的物質釋放到體外去,同時也會在人體表層發揮防護罩功能,以保護體內環境。

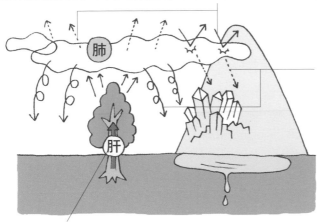

肅降作用

在肝的作用下,氣與津液往上流動時,肺會發揮防護罩功能,將其往體內引導,讓流向轉為往下、往內,而回到體內,同時也會發揮濾網功能,將清氣從體外吸收到體內。

肝具有像樹木一樣往上伸展的作用,是負責將氣、血、津液往上、往外擴散出去的臟器,但氣、血、津液若無限制地擴散出去,就有可能漏出體外,此時肺會發揮如外殼一般的防護罩與濾網功能,讓必要的氣、血、津液能充分流動並循環在體內。

肺會透過宣散、肅降,控制津液的代謝

胃、小腸、大腸分別吸收精、液、津後,在脾裡生成津液

在消化吸收過程中,胃會吸收精、小腸會吸收液、大腸會吸收津,然後分別送到脾,再將聚集一起的精、液、津做成津液,並透過肝的疏泄作用送到肺。

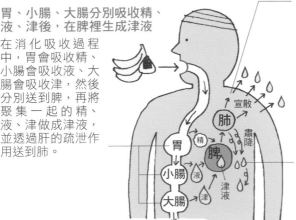

從脾送到肺裡的津液,會在宣散作用下被釋放到體外

透過肝的疏泄作用被送到肺裡的津液,具有擴散出去的陽氣力量,唯有在宣散作用的抑制下,才能依必要適量地釋放到體外去。

從脾送到肺的津液,會透過肅降作用,被往下、往內送回體內

因陽氣力量而想擴散出去的津液,會有一部分在肺裡被冷卻後液化,並透過肅降作用,被往下、往內送回體內,成為各臟器的養分與滋潤來源。

肺會在身體表層發揮防護罩與濾網功能,
負責呼吸、水分代謝、免疫功能等作用

肺失調

負責呼吸、津液的代謝、免疫功能等作用的肺若失調，就會引發肺氣虛與肺陰虛等病態，導致出現咳嗽、呼吸困難等呼吸器官的症狀，以及皮膚乾燥、容易感冒等情形。

主要關鍵字 肺 肺氣虛 肺陰虛 風寒束肺 風熱閉肺 宣散作用

引發呼吸障礙、代謝異常、過敏症狀

肺以呼吸為首，掌管**津液**的代謝與免疫等功能，因此當肺功能低下時，不僅會引發呼吸困難、咳嗽、生痰、喘不過氣、喘息症狀（喉嚨發出咻咻聲的喘鳴等）呼吸障礙，也會引發水腫、尿量減少、冒汗等，與水分代謝有關的問題，以及容易感冒等，與免疫有關的問題。

肺失調時，容易出現症狀的器官有鼻子、聲帶、大腸，因此常見鼻炎、花粉症、鼻塞、聲音沙啞、便秘或腹瀉等排便異常的症狀。此外，異位性皮膚炎、過敏性鼻炎、支氣管氣喘等過敏症狀，也常常起因於肺失調。

氣與陰不足時，就會引發肺氣虛與肺陰虛

肺失調所引起的主要病態，有呼吸器官功能低下的**肺氣虛**，以及津液代謝異常的**肺陰虛**。

由於肺同時具有調整**氣**的重要作用，一旦肺功能低下，就會直接影響這個作用，導致氣也跟著失調，就結果來說，會引發肺氣虛的病態。主要症狀有毫無力氣的咳嗽、喘不過氣、透明的痰、容易疲勞等，有如感冒般的症狀。

肺陰虛是肺功能低下導致津液不足時所出現的病態。津液能滋潤體內的臟腑與組織，因此屬於**陰**，當這種陰起因於肺功能低下而不足時，就稱為「肺陰虛」，常見乾咳、口渴、盜汗、黏稠狀痰等症狀。

此外，當肺的**免疫功能**低下時，還很容易受病原體入侵，導致出現**風寒束肺**與**風熱閉肺**等病態。

風寒塞肺是因**宣散作用**低下，造成氣與津液無法被釋放到體外，轉變成咳嗽與鼻水等症狀而出現的病態，就是一般常見的感冒症狀，有時也會出現惡寒等症狀。風熱閉肺是肺裡出現**熱**所引起的病態，流感等就是代表性的症狀，此外也會出現咳嗽、黃色黏稠狀痰與鼻水等。

平常應適度接受外界的刺激，才能讓肺確實發揮並維持防護罩與濾網的功能，若長期待在利用空調或加濕器等機器，維持一定溫度與濕度的環境裡，肺的防護罩與濾網功能就會逐漸衰弱。要預防肺失調，一定要確實感受自然界的溫度與濕度變化，以培養因應這種變化的能力。

肺失調會引發肺氣虛、肺陰虛、風寒束肺、風熱閉肺的病態

肺氣虛

呼吸器官功能低下所引發的病態，容易出現毫無力氣的咳嗽與喘息、喘不過氣、濕咳、透明的痰、容易疲勞、自汗（莫名其妙出汗）、惡寒等症狀。

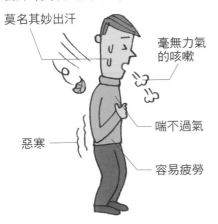

莫名其妙出汗
毫無力氣的咳嗽
喘不過氣
惡寒
容易疲勞

肺陰虛

津液代謝功能低下，導致津液不足所引發的病態，容易出現乾咳、口渴、黏稠狀痰、盜汗、羸瘦（疲勞而瘦削）等症狀。

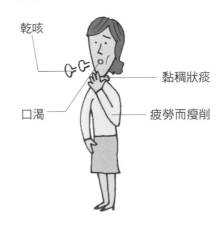

乾咳
黏稠狀痰
口渴
疲勞而瘦削

風寒束肺

宣散作用低下時所引起的病態，會出現咳嗽、水狀痰、鼻水或鼻塞、惡寒、流不出汗、發燒等症狀。

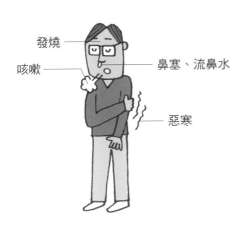

發燒
咳嗽
鼻塞、流鼻水
惡寒

風熱閉肺

因免疫功能低下（外邪侵犯）導致肺裡產生熱而引發的病態，會出現咳嗽、黃色黏稠狀痰、鼻水、氣喘症狀、喉嚨帶熱、口渴等症狀。

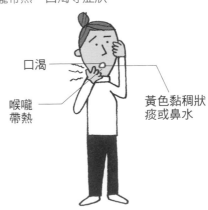

口渴
喉嚨帶熱
黃色黏稠狀痰或鼻水

> 肺失調時，容易出現與呼吸功能及
> 津液循環、免疫功能有關的症狀

何謂心？

心在五行中屬於火的臟器，除了與西醫所提的心臟一樣，都具有讓血循環的作用外，同時還掌管與意志和思考等「心理」有關的活動。

主要關鍵字 心 神明 神

如自然界裡的太陽般，是人體的總指揮官

在自然界裡，太陽是所有生物的能量來源，一旦失去太陽的存在，四季與早、午、晚就會不復見，所有生命活動也會停止下來。**五臟裡的心**也具有相同的功能，是人體最大的能量來源，一旦心停止活動，所有臟腑的活動也會立刻停下來。簡單地說，心就像站在人體所有功能的最高次元裡，負責管轄一切的總指揮官。

五臟的運作是以**腎→脾→肝→肺→心**的形態互相提攜與合作，維持彼此協助的關係，而如 P59 上圖所示般，其中生根在地底的腎與脾屬於陰的臟器，從地面往天空伸展的肝、肺、心屬於陽的臟器（審訂注：中醫也將肝視為屬於陰的臟器），尤其是心，最具有陽力，擁有**熱**、**向上**（向上的力量）、**升騰**（沸騰而上升的力量）等性質。

西醫所指的心臟，純粹是利用幫浦功能，讓血液循環全身的一個臟器，但中醫所指的心，不只具有這種幫浦功能，更是人體的總指揮官，因此還具有負責精神活動與思考活動的大腦功能、中樞神經系統功能。

大腦功能中的精神活動與言語活動，也由心負責

中醫將精神活動與思考活動稱為「**神明**」或「**神**」，心就是負責掌控這種神明的臟器，與思考、學習能力、判斷力、言語功能、睡眠、意識狀態等大腦功能及中樞神經系統功能，都有很深的關係，因此當心的運作出現異常時，就會引發記憶障礙、言語障礙、不安等精神症狀，也會導致睡眠障礙。

雖然肝也與心的運作有關，但肝基本上是和情緒及情感等部分有關，心則以智能為首，與所有精神活動都有關。

與心關係最深的器官是臉，也因為臉最容易透過表情，顯現出精神狀態與意識狀態，因此只要觀察表情，就能讀取到心的狀態。此外，心與舌頭的關係也很深，因為心是負責言語活動的臟器，而舌頭是發出言語時不可或缺的器官，因此有時從說出來的話中，也可以推測出心的狀態。

心負責提供身體的熱與活動力

心是站在人體所有功能的最高次元裡，負責管轄一切的總指揮官，等於自然界裡的太陽一樣。由於心負責提供人體的熱與活動力，一旦心停止活動，所有生命活動也會跟著停止。在肝、肺、心三個屬陽的臟器中，心擁有最強的陽力。

如同木會利用太陽光來製造養分一樣，肝也需要心提供熱及活動力，才能發揮功能。

如同太陽的熱會被貯存在大海與湖泊裡，再依據氣溫釋放出熱來一樣，心的熱也會被貯藏在腎裡，再適時釋放出來利用。腎與脾都是屬於陰的臟器，負責生命的基礎功能。

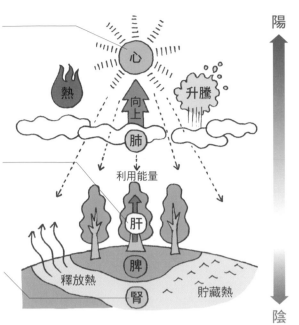

心負責掌控血液循環與精神活動

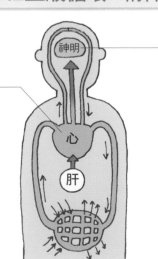

心負責掌控血液循環
心具有讓血循環全身的作用，一般會以「心主血脈（血的通道）」一詞來表現，除了具有西醫所指的心臟幫浦功能外，還具有讓血充分循環在血管內的功能，以及帶給各器官養分與滋潤的功能。

心負責掌控精神活動（神明）
心還具有西醫所說的精神活動與思考活動等大腦功能，一般會以「心主神明」一詞來表現。

> ## 心除了具有心臟的功能外，
> ## 也擁有中樞神經系統功能，是人體的總指揮官

心失調

由於心負責循環作用與精神活動，因此當心失調時，往往會影響全身，除了會引發臉色不佳等與循環器官有關的症狀外，有時也會引發睡眠障礙與精神障礙。

主要關鍵字 心 心氣 心陽 心血 心陰 心氣虛 心陽虛 心血虛 心陰虛

血液循環功能與精神活動低下時，會招致失調

心所具有的血液循環及精神活動功能，是由**心氣、心陽、心血、心陰**四個作用構成。

其中的心氣與心陽，與心的血液循環運作有關。心氣就是引導**血**循環全身的**氣**，心陽則是讓血循環體內藉以溫熱身體的作用（**溫煦作用**），也是全身的熱及活動來源。

心血與心陰是與穩定心的精神活動有關的作用，其中的心血就是進行精神活動時，提供必要養分的血，心陰則是負責讓精神穩定下來，不至於過度亢奮的作用。其實心原本就屬於**陽**力較強的臟器，通常容易讓**熱**與活動力運作過強，所以需要借助心陰的鎮靜作用，以保持平衡。

心失調的代表性病態，就是心氣、心陽、心血、心陰不足所引起的病態，分別稱為**心氣虛、心陽虛、心血虛、心陰虛**。

心氣、心陽、心血、心陰不足時，會引發各種病態

心氣虛是心氣不足時，導致血循環變差所引發的病態，會出現容易疲勞、臉色蒼白、心悸與呼吸困難等症狀。

心陽虛是提供全身熱與活動來源的心陽不足時，所引發的病態，不只會出現心氣虛的症狀，也會出現手腳冰冷、莫名其妙出汗、胸痛、臉部浮腫等症狀。

心血虛是心血不足所引發的病態，除了會有心悸症狀外，也很容易因為精神活動功能低下的緣故，出現失眠、經常做夢、健忘、過度不安、頭暈目眩等症狀。

心陰虛是心陰不足所引發的病態，會因為心過度運作，陷入亢奮的狀態裡，而出現心悸、不安、睡眠很淺、喉嚨很渴等症狀。

不僅如此，心的異常往往也會招致**腎、脾、肝**的失調，所以治療時必須同時考量對這些臟器的影響。

要改善心失調的情形，最重要的就是抱持開朗的心情，並充滿希望，因為只要有任何消極或絕望的想法，心的功能就很容易低下，所以擁有健全的思考及情緒，並充分休息與睡眠，是維持心的健康不可或缺的條件。

心失調的代表性病態有心氣虛、心陽虛、心血虛、心陰虛

心氣虛

心氣不足所引發的病態，容易出現心悸、呼吸困難、精神疲勞、臉色蒼白等症狀。

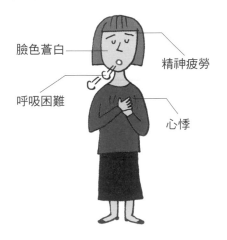

臉色蒼白

精神疲勞

呼吸困難

心悸

心陽虛

心陽不足所引發的病態，除了會有心氣虛的症狀外，也容易出現手腳冰冷、自汗（莫名其妙出汗）、胸痛、臉部浮腫等症狀。

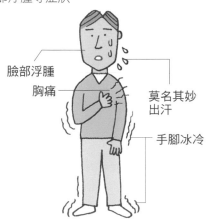

臉部浮腫

胸痛

莫名其妙出汗

手腳冰冷

心血虛

心血不足所引發的病態，容易出現心悸、失眠、經常做夢、健忘、過度不安、頭昏（頭暈目眩）、臉色不佳等症狀。

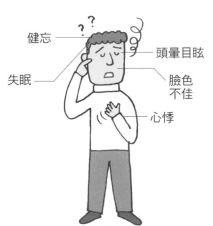

健忘

失眠

頭暈目眩

臉色不佳

心悸

心陰虛

心陰不足所引發的病態，容易出現心悸、不安、煩躁（因不舒服的發燒感造成手腳不必要的舞動）、睡眠很淺、嚴重盜汗、口渴與喉嚨渴等症狀。

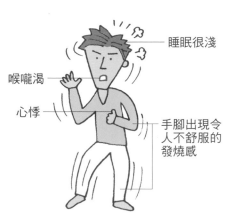

睡眠很淺

喉嚨渴

心悸

手腳出現令人不舒服的發燒感

心失調容易引發氣、血異常或精神方面的症狀

何謂六腑？

腑多屬空腔器官，主要功能是讓臟所製造的物質通過，所以當腑失調時，會讓消化道內的通過狀態出現異常，連帶引發五臟的異常。

主要關鍵字 六腑 胃 膽 小腸 大腸 膀胱 三焦 表裏

與消化道和泌尿器官有關的六個器官

一般人常說「**五臟六腑**」，其中的五臟是指**腎、脾、肝、肺、心**，六腑是指**胃、膽、小腸、大腸、膀胱、三焦**。五臟是「生成**氣、血、津液**等人體必要物質的器官」，六腑是「讓五臟生成氣、血、津液等必要物質的材料，以及五臟的生成物通過的空腔器官」。六腑也和五臟一樣，都擁有不同於西醫對臟器的概念，而且五臟與六腑之間，屬於「表」（→ P88）、「裏」（→ P88）一體的關係。

胃是與五臟的脾成對的腑，負責調節消化道的運作。胃會消化食物（**水穀**），再讓脾從消化物中萃取出**精**來。膽則是與五臟的肝成對的腑，負責貯藏膽汁外，也與肝一起負責**疏泄作用**。

小腸與五臟的心成對，所以心失調時，會以小腸失調的症狀出現。小腸在接收胃的消化物後，會將消化物分為養分（**水穀之氣**等）與不要的物質，並將養分送到脾，將不要的物質送到大腸與膀胱。

大腸與五臟的肺成對，所以肺失調時，有時也會以大腸失調的症狀出現。大腸從小腸接收不要的物質後，會轉變成糞便排出。

膀胱與五臟的腎成對，所以囤積在膀胱裡的尿，會透過腎的控制排泄而出。

至於三焦則是橫跨五臟的無形腑，負責讓津液循環在五臟裡，是與**心包**（包覆心臟的膜）成對。

與五臟連動，會引發失調與消化道內的異常

當六腑的功能低下時，不只會讓成對的五臟功能跟著低下（詳細內容請參照 P44、48、52、56、60），也會讓消化物在通過消化道內時出現異常。例如胃的功能低下時，會出現消化不良、胃不舒服、胃脹、噁心、打嗝、腹瀉、便秘等症狀。

膽的功能低下時，會引發食慾不振、腹瀉等腸胃症狀，以及腹脹、疼痛等症狀，甚至是容易受驚、優柔寡斷等精神症狀。

小腸的功能低下時，會引發消化不良、排尿異常等症狀。大腸功能低下時，會引發排便異常的症狀。膀胱功能低下時，會引發頻尿等排尿障礙。三焦功能低下時，會引發水腫和出汗異常等症狀。

五臟與六腑屬於表裏關係

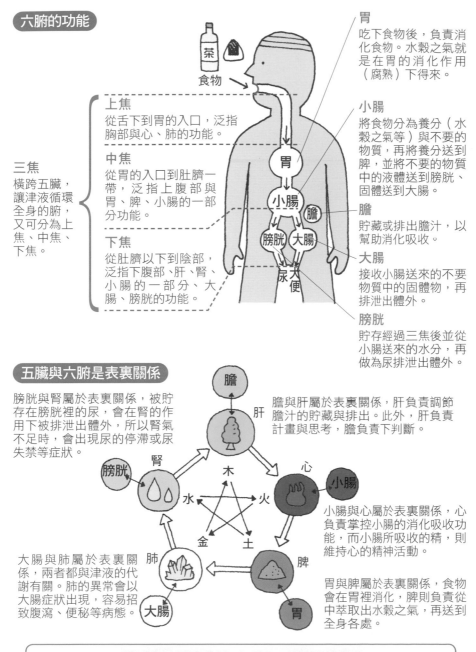

六腑的功能

胃
吃下食物後，負責消化食物。水穀之氣就是在胃的消化作用（腐熟）下得來。

三焦
橫跨五臟，讓津液循環全身的腑，又可分為上焦、中焦、下焦。

上焦
從舌下到胃的入口，泛指胸部與心、肺的功能。

中焦
從胃的入口到肚臍一帶，泛指上腹部與胃、脾、小腸的一部分功能。

下焦
從肚臍以下到陰部，泛指下腹部、肝、腎、小腸的一部分、大腸、膀胱的功能。

小腸
將食物分為養分（水穀之氣等）與不要的物質，再將養分送到脾，並將不要的物質中的液體送到膀胱、固體送到大腸。

膽
貯藏或排出膽汁，以幫助消化吸收。

大腸
接收小腸送來的不要物質中的固體物，再排泄出體外。

膀胱
貯存經過三焦後並從小腸送來的水分，再做為尿排泄出體外。

五臟與六腑是表裏關係

膀胱與腎屬於表裏關係，被貯存在膀胱裡的尿，會在腎的作用下被排泄出體外，所以腎氣不足時，會出現尿的停滯或尿失禁等症狀。

膽與肝屬於表裏關係，肝負責調節膽汁的貯藏與排出。此外，肝負責計畫與思考，膽負責下判斷。

小腸與心屬於表裏關係，心負責掌控小腸的消化吸收功能，而小腸所吸收的精，則維持心的精神活動。

大腸與肺屬於表裏關係，兩者都與津液的代謝有關。肺的異常會以大腸症狀出現，容易招致腹瀉、便秘等病態。

胃與脾屬於表裏關係，食物會在胃裡消化，脾則負責從中萃取出水穀之氣，再送到全身各處。

六腑與五臟屬於表裏一體的關係，功能與失調都與五臟連動在一起

豐富人生的陰陽相對性

◆改變看法就能改變陰與陽！？

　　以陰陽論的思考方式來說，代表陰與陽性質的例子，雖然有天與地、太陽與月亮、春夏與秋冬、白天與夜晚、動與靜、明與暗、熱與寒等，但實際上並無法分得如此清楚。

　　因為陰與陽是相對性的東西，即使是同一個要素，只要看法不同，就能成為陰也能成為陽，這也是陰陽的一大特徵。若以體內的部位來比喻，腳因為位在下面，所以屬於陰，但若從功能面來思考，腳因為位在末端，比體幹更能自由活動，所以又屬於陽。簡單地說，依據看法不同，腳可以被視為陰，也可以被視為陽，這種思考方式適用於所有現象與物質。

　　陰陽相對性的另一個特徵，就是陰與陽當中，又存在陰陽關係。例如白天雖然屬於陽，但同樣是白天，上午屬於陽中的陽，下午則屬於陽中的陰，也就是「陽中之陽」、「陽中之陰」。這種分法可以無止盡地持續下去，但總結來說「不論分類的數量是十還是百、千，其本質都只有一個」。

◆可活用在我們生活裡的陰陽論

　　由此可見，陰陽存在於彼此的關係裡，會因看法不同而有莫大改變，所以中醫不會武斷地認定「這種症狀是陰」、「這種體質是陽」，藉此進行養生或治療，而是從整體中捕捉相對的狀態，再依據該狀態採取必要的對策。

　　這種陰陽相對性還可以應用在我們的生活與價值觀裡，為自己帶來豐富與喜悅。例如遇到失敗時，可以試著從中找出新方法，或從教訓中得到成長。此外，不論遇到哪種困難，只要改變觀點，認為「這是難得的機會」，或許就能感受到嘗試的價值。

　　現代社會非常習慣以平均值或指標來評斷人們的價值觀，但其實世上並不存在絕對性的價值觀，因為評斷的人不同，或評斷的時期不同，都能讓陰變成陽、讓陽變成陰。所以只要隨時意識不論什麼事物現象，都存在多元化的一面，自然能讓心靈與生活更從容與豐富。

第 2 章

中醫的
診察與診斷法

不同於西醫常見的儀器檢查,而是仔細觀察外表並觸摸身
體,同時從症狀到生活習慣為止,廣泛地詢問,再從這些
資訊中,推測出疾病或失調的原因,這就是中醫的診察與
診斷法。

以四診來診察

中醫的獨特診察法稱為「四診」，分別為望診、切診、聞診、問診，會依據這些診察法得來的資訊進行診斷，並決定治療方針。

主要關鍵字 四診 望診 切診 聞診 問診 舌診 脈診 腹診 四診合參 證候 辨證

望診、切診、聞診、問診的四診察法

西醫的診察，都是以血液檢查、尿液檢查、X光檢查等為主，將身體狀態數據化或影像化後，再依據結果做出診斷。但中醫並不會進行這些檢查，而是由醫師透過五感（編注：即視覺、聽覺、嗅覺、味覺和觸覺）收集各種資訊，這種診察法稱為「**四診**」。

四診是指**望診**（→ P70）、**切診**（→ P74）、**聞診**（→ P80）、**問診**（→ P82）。望診等於西醫的視診，主要是透過眼睛觀察病患的體格、臉色、皮膚光澤等，以從中取得資訊，所以觀察舌頭顏色與形狀的**舌診**（→ P72），也是望診的一種。

切診是實際觸摸病患身體的診察法，所以診察脈象的**脈診**（→ P76），以及觸摸肚子的**腹診**（→ P78），都是切診的一種。聞診是從聲音與氣息味道等，透過聽覺與嗅覺取得資訊的診察法。問診是直接聽取病患有關病狀及自覺症狀、平常的身體狀態等資訊的診察法。

四診的意義在於這四種診察法都必須進行過一次，稱為「**四診合參**」，因為綜合這四診得來的資訊，對掌握病態非常重要。

四診的大原則在於擁有陰與陽的觀點

以四診進行診察時，不會只以片斷的資訊來推測特定的病態，例如「臉色蒼白所以是**血虛**」，或「心情煩躁所以是**氣滯**」，而是以**陰**與**陽**的觀點來綜合考察種種病態，這也是最大的原則。從四診得來的種種資訊中，經常包含互相矛盾的資訊，要在這種情況下進行準確的診察，必須從矛盾的資訊中設法找出共通點來，因此需要以陰陽的觀點來分析。

陰的狀態會呈現在分量、形狀、大小、滋潤度上，陽的狀態會呈現在活動、力量、彈力、熱、顏色上，所以從尿量與舌頭的形狀、身體的大小、皮膚的滋潤度等資訊，可以判斷出陰的強弱，而從動作與力量強弱、皮膚的彈力與臉色等資訊，可以判斷出陽的強弱，之後只要將收集來的這些資訊，進行綜合分析，就能推斷出陰陽的平衡狀態。

中醫從四診中取得資訊，並以陰陽觀點進行分析，再依據分析結果進行**八綱辨證**（→ P86），以推測出疾病的發生部位及原因，進而診斷病態。至於最終導論出來的病態就稱為「**證候**」，決定證候的則是**辨證**。

中醫是以望診、切診、聞診、問診來進行診察

望診
透過視覺收集資訊，主要是以肉眼方式觀察肌膚顏色與體型等，所以舌診也是望診的一種。

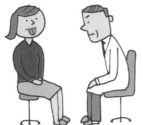

切診
實際觸摸身體，以收集身體表層的滋潤情形與溫度、彈力、抵抗等資訊，所以脈診與腹診也是切診的一種。

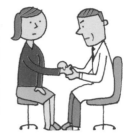

聞診
透過聽覺與嗅覺收集資訊，包含從發聲情形、口臭、體臭來判斷是否有體力等。

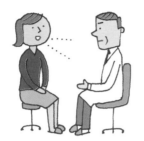

問診
依據從望診、切診、聞診得來的資訊，推測出問題的焦點在哪裡，再直接詢問病患。

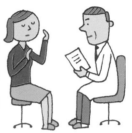

四診會以陰與陽的觀點來分析資訊

依據四診得來的資訊，判斷病患究竟屬於陽強陰弱的陽實耗陰，還是陽陰皆強的濕熱，或是陽弱陰強的濕蘊，還是陽陰皆弱的陰陽兩虛。

陰衰陽盛的狀態，導致熱過剩而容易乾燥。

陰陽皆盛的狀態，導致過剩的熱與水結合一起。

陰陽皆衰的狀態，導致全身元氣不足。

陰盛陽衰的狀態，導致多餘水分囤積在體內。

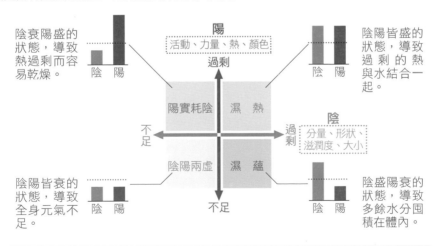

陽
活動、力量、熱、顏色
過剩

陰
分量、形狀、滋潤度、大小
過剩

陽實耗陰　濕　熱

陰陽兩虛　濕　蘊

不足

不足

陰　陽

視覺、聽覺、嗅覺、觸覺總動員，以分析陰陽狀態的診察，就是四診

四診技術

進行四診時，若能像戴上有色眼鏡一樣，先假設病患的證候再來進行，就能有效鎖定焦點以進行診察。換句話說，戴上有色眼鏡是以四診決定證候時，不可或缺的技術。

主要關鍵字 四診 戴上有色眼鏡 證候 辨證 主訴 反證

類似先入為主的觀念，從約略的資訊中假設證候

從**四診**得來的資訊非常多樣化，無法一一驗證所有資訊，否則會沒完沒了，尤其是問診得來的資訊量非常龐大，若診察沒有太大意義，對病患會是相當大的負擔，所以必須遵從基本方針來進行四診，這一點非常重要，而最有效的方法就是「**戴上有色眼鏡**」。

有色眼鏡通常是指「看待事物時受先入為主的觀念束縛」，此處也是指這個意思，因為進行四診時的重點之一，就是必須擁有某種程度的先入為主觀念。換個方式說，依據從**望診**和**問診**等得來的某些具有特徵的資訊，先假設病患的**證候**（病態），並在該證候為真的前提下仔細進行四診，如此一來就能將四診中得來的各種資訊導向一個結論，最後得出**辨證**。

驗證以有色眼鏡假設的證候是否正確

有色眼鏡的戴法，可以是先聽取病患有什麼困擾（稱為「**主訴**」），再推測可能的證候，也可以透過望診等得來的直覺印象，或透過**舌診**與**脈診**等得來具有特徵的資訊，從中推測可能的證候。

一旦戴上有色眼鏡後，接下來就必須收集相關的資訊，設法證明自己戴的有色眼鏡正確無誤。例如主訴若是「容易疲勞」，就可以戴上「應該是**脾虛**」的有色眼鏡，然後仔細確認是否有出現倦怠感、喘不過氣、手腳疲憊等，脾虛常見的症狀。

若到這個階段時，發現自己所戴的有色眼鏡似乎正確無誤，就進一步反過來驗證，以鞏固自己的有色眼鏡屬實。簡單地說，此時要確認病患是否真的沒有出現自己預測的證候絕不可能出現的症狀（稱為「**反證**」），以此例來說，脾虛時的特徵是容易感冒、沒有食慾，所以除非有出現「不太感冒」、「有食慾」的反證，否則可以判斷有色眼鏡相當正確。相反地，若出現許多反證，就表示可能得重新戴上有色眼鏡（重新假設別的證候），畢竟有色眼鏡純屬假設的東西，絕不能太過執著或視為絕對，必須以客觀角度來虛心檢討，這也是不可或缺的技術。

四診必須透過這種戴上有色眼鏡的方式驗證，才能鎖定焦點成為精準度高的診察法。

戴上有色眼鏡，再以四診驗證是否正確無誤

① 戴上有色眼鏡

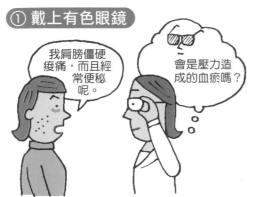

我肩膀僵硬痠痛，而且經常便秘呢。

會是壓力造成的血瘀嗎？

從主訴及望診等得來的直覺印象，以及從舌診和脈診等得來具有特徵的資訊來假設證候。若找不到決定性的關鍵來假設證候，就繼續向病患提出常見的問題，以從中推測可能的證候。此時抱持先入為主的觀念進行四診，也毫無問題。

② 收集資訊以確認有色眼鏡是否正確

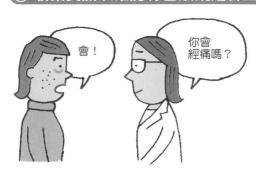

會！

你會經痛嗎？

接下來為收集證明有色眼鏡正確無誤的資訊，應確認是否有出現假設的證候常見的特徵及症狀。若假設是血瘀，就確認是否有肩膀僵硬痠痛、色素沉澱、手腳發麻、月經問題、靜脈瘤等情形。

③ 確認自己戴的有色眼鏡是否有矛盾

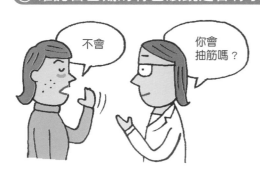

不會

你會抽筋嗎？

為進一步證明自己戴上有色眼鏡所假設出來的證候正確無誤，應進行反證。例如若假設是血瘀，就確認是否有肌肉痙攣等，血瘀不太可能會出現的症狀。如果存在反證，就立刻以不同的角度再度驗證，以檢討為什麼會出現矛盾情形，以及要如何解決這些矛盾情形，而萬一反證的情形很多，就必須重新假設不同的證候。

戴上有色眼鏡驗證四診得來的資訊，才能將結論導向一個診察結果

四診① 望診

望診是透過視覺收集資訊的診察法，主要在觀察體格、姿勢、走路方式、臉色、皮膚狀態、表情、髮量等，非常有助發現血虛等病態。

主要關鍵字 望診 戴上有色眼鏡 證候

從肉眼可見的資訊，來掌握整體的陰陽平衡狀態

　　中醫是在病患踏進診察室的那一瞬間開始，醫師就會仔細觀察病患的走路方式、體格與姿勢、臉色、表情、有無流汗、皮膚狀態、髮量與光澤等，透過視覺收集資訊。這種由醫師用肉眼觀察的診察法，稱為「**望診**」。望診最重要的工作，就是掌握整體的**陰陽**平衡狀態，而從活動與顏色中，可以掌握到**陽**的狀態；從體型等外觀形狀中，可以掌握到**陰**的狀態。

　　例如當陽充足時，就會顯現力量較強的動作；陽若不足，就會呈現力量薄弱、感覺很靠不住的動作。相反地，當陽過剩時，不太容易鎮靜下來，甚至會變得有些粗暴。與動作有關的姿勢也是一樣，若背脊伸得很直，表示陽很充足，若出現駝背的姿勢，表示陽不足。

　　觀察體型與體格等外觀的形狀時，若身材較胖，表示陰過剩；若身材瘦削，表示陰不足。由於陰還會呈現在滋潤度上，所以皮膚與頭髮若失去光澤，同樣表示陰不足。

　　至於皮膚等顏色，若顯現紅色，表示為**陽證**（→ P88）、白色為**陰證**（→ P88）。臉色會紅，是因為**熱**與**氣**不同於平常的流動方式，呈現逆流的狀態所致；白色則是因為血與氣不足所致；紅黑色是因為血滯所致。不僅如此，就如 P19 的**五行色體表**所示般，顏色又與**五臟**有關（紅＝**心**；黃＝**脾**；白＝**肺**；黑＝**腎**；青＝**肝**），所以還能從顏色推測出相對應的五臟狀態。例如臉色偏黃時，表示脾弱，臉色偏白時，表示肺弱等等。

望診是掌握身體狀態全圖的入口

　　觀察動作與姿勢、體格、皮膚顏色等要素來掌握陰陽狀態後，若能進一步意識五臟狀態來進行望診，就能掌握到更詳細的病態。

　　例如只要事先理解 P36 ～ 37 說明過的八種體質分類，以及 P44 之後所介紹的五臟失調特徵，就能從視覺資訊來推測五臟的病態。舉例來說，若發現病患肌膚白皙又沒有彈力，就能判斷可能是熱不足的**腎陽虛**；若是臉色蒼白又瘦削，就必須懷疑可能是**肝血虛**。

　　以這種方式分析望診所得來的資訊，對掌握病態的全圖很有幫助，就連要**戴上有色眼鏡**假設**證候**時，從望診得來的資訊，也是重要的指針。

從動作、姿勢、體型、顏色等要素來推測陰陽狀態

動作、姿勢 可從動作與姿勢中，瞭解全身陽的狀態。

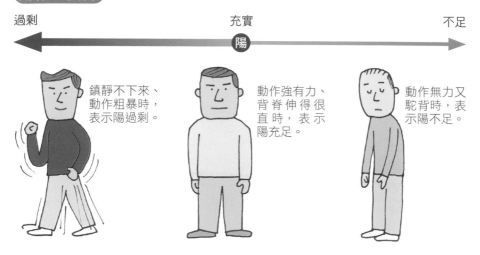

過剩　　　　　　　　　　　充實　　　　　　　　　　不足

陽

鎮靜不下來、動作粗暴時，表示陽過剩。

動作強有力、背脊伸得很直時，表示陽充足。

動作無力又駝背時，表示陽不足。

體型、體格

可從體型與體格中，瞭解全身陰的狀態。

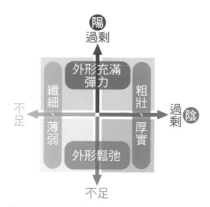

陽
過剩

纖細、薄弱　　　外形充滿彈力　　　粗壯、厚實

不足　　　　　　　　　　　　過剩 陰

外形鬆弛

不足

體格壯碩又厚實時，表示陰過剩；體格纖細又肌肉薄弱時，表示陰不足；肌肉充滿彈力時，表示陽充足；肌肉鬆弛時，表示陽不足。

肌膚等顏色

紅色為陽證、白色為陰證，只要有微妙的顏色變化，都會影響陰陽的平衡狀態。

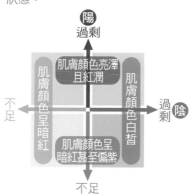

陽
過剩

肌膚顏色呈暗紅　　肌膚顏色亮澤且紅潤　　肌膚顏色白皙

不足　　　　　　　　　　　　過剩 陰

肌膚顏色呈暗紅甚至偏紫

不足

肌膚顏色亮澤且紅潤時，表示陽過剩；肌膚顏色黯沉又偏紅時，表示陰不足；肌膚顏色雖白卻是慘白時，表示陰過剩；肌膚顏色雖白卻帶暗紅甚至偏紫時，表示陽不足。

> ## 從動作與姿勢、體型、體格、肌膚顏色裡
> ## 收集資訊的診察法，就是望診

望診之一的舌診

舌診是診察舌頭的形狀與顏色、舌苔的形成方式與狀態，以掌握全身狀態的診察法，雖然被歸類在望診裡，卻是診斷病態的重要依據，所以實際在診斷時，都會在問診後進行舌診。

主要關鍵字 望診 舌診 胖大 羸瘦 齒痕 裂紋 舌苔 舌下靜脈

雖是望診之一，卻在四診中占有重要位置的舌診

在從視覺收集資訊的**望診**中，透過診察舌頭顏色與形狀收集資訊的方式，稱為「**舌診**」。舌頭雖然位在體內，卻能輕易從外面看到，因此做為瞭解體內狀態的線索來源，舌診是**四診**中最受重視的診察法。

從形狀與顏色來判斷**陰陽**狀態的思考方式，基本上與望診相同，所以大致上的流程，都是從診察大小來掌握**陰**的狀態開始。舌頭大小會因陰的狀態而有某種程度的變化，舌頭肥厚又大的狀態稱為「**胖大**」，表示陰過剩；相反地，舌頭輕薄又小的狀態稱為「**羸瘦**」，表示陰不足。

接著會診察舌頭的整體顏色來掌握**陽**的狀態，顏色愈紅表示陽過剩；顏色愈白表示陽不足；若是呈暗紅色，就有可能是**陰虛**狀態。

不僅如此，在觀察舌頭顏色時，還會注意各部位的顏色差異，因為舌頭的各部位與臟腑有關，例如舌尖會反映**心**、**小腸**、**肺**、**大腸**的狀態；舌緣會反映**肝**、**膽**的狀態；舌中會反映**脾**、**胃**的狀態；舌根會反映**腎**、**膀胱**的狀態。只要觀察各部位的顏色，就能推測出各臟腑的陰陽狀態。

也要觀察齒痕與裂紋、舌苔、舌下靜脈

診察舌頭的形狀時，會注意舌頭邊緣的形狀，例如是否有因牙齒形成鋸齒狀的**齒痕**，或表面出現龜裂情形的**裂紋**等。有齒痕表示陰過剩或陽不足，有裂紋表示陰不足。此外還能從舌頭的彈力來診察陽氣的盛衰情形，彈力愈強表示陽過剩，彈力不足表示陽不足。

觀察完大小、顏色、形狀、彈力後，接下來就要確認**舌苔**的狀態。舌苔是指覆蓋在舌頭表面，有如青苔般的東西。從舌苔的厚度、顏色、部位、濕度等狀況，可以推測出陰的狀態。觀察舌苔時，同樣會以臟腑對應舌頭部位的觀念來進行診察。

最後會觀察舌頭背面的血管，診察**舌下靜脈**的狀態。此時最需注意的地方，就是顏色與膨脹（**怒張**）情形，若是血停滯不前，顏色就會偏黑，怒張情形也會比較明顯。不過有時也會出現顏色不同或部分怒張的情形，此時只要採用和舌頭正面相同的思考方式，一一對應臟腑來觀察即可。

從大小與形狀、舌苔狀態來診察陰的狀態

←陰過剩 **陰不足→**

| **大小、厚度** | | **胖大**
舌頭很大的情形，而且通常厚度也較厚，不過仍有舌頭雖胖大卻很薄的情形。 | **羸瘦、瘐**
感覺又薄又小的舌頭狀態。 | |

| **形狀** | | **齒痕**
舌頭邊緣因牙齒形成鋸齒狀的情形，通常是陰過剩且伴隨陽不足。 | **裂紋（龜裂）**
舌頭出現裂痕的狀態，除了陰不足外，也必須考量氣不足的可能性。 | |

| **舌苔厚度** | | **厚**
形成一層厚舌苔的狀態。 | **無苔、少**
沒有舌苔的無苔，不是陰不足就是陽過剩，而舌苔的厚度若低於標準厚度，就表示陰不足。 | |

| **舌苔滋潤度** | | **滑**
舌苔表面被液狀物覆蓋的狀態，又稱為「鏡面舌」。 | **乾**
不論有無舌苔，表面都因乾燥而粗糙的狀態。 | |

從舌頭顏色來診察陽的狀態

←陽過剩 **中庸** **陽不足→**

絳
比紅還深的深紅色，表示陽過剩情形比紅還嚴重，顯示熱證較強。

紅
偏紅情形嚴重的狀態，表示陽過剩。

暗紅色
偏黑的顏色，表示陰不足，或相對地陽過剩的狀態。

淡紅
常見的粉紅色狀態，表示陰陽非常平衡。

淡白
紅色不足的偏白狀態，表示陽不足或血不足。

診察氣血與熱的狀態

血的狀態

舌頭顏色……偏紫有瘀斑
舌頭整體呈現偏紫色時，或有斑點狀的紫色時，表示血滯。

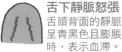
舌下靜脈怒張
舌頭背面的靜脈呈青黑色且膨脹時，表示血滯。

熱的狀態

舌苔顏色偏黃或偏黑
舌苔顏色偏黃時，表示熱過剩，而一旦熱增加到極限，就會開始轉黑。

氣的狀態

剝苔
不論舌苔厚薄，有某部分舌苔剝落的狀態，表示氣不足。

舌頭會反映五臟狀態

舌尖會反映心（小腸）、肺（大腸）狀態；舌緣會反映肝（膽）狀態；舌中會反映脾（胃）狀態；舌根會反映腎（膀胱）狀態。

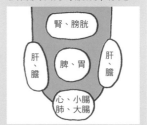

四診② 切診

切診是直接觸摸病患身體的診察法，等於西醫的觸診。主要的切診有診察脈搏數和深度的脈診，以及觸摸肚子的腹診。

主要關鍵字　切診　脈診　腹診

直接觸摸身體來診察的切診

醫師直接觸摸病患的身體，從中取得各種必要資訊的診察法，就稱為「**切診**」。這裡的「切」並非指手術等方式的「切」，而是指「接」，也就是「接觸」的意思。從**望診**與**聞診**（→ P80）、**問診**（→ P82）等，以**視覺、聽覺、嗅覺**得來的資訊，往往不夠客觀，所以必須進行切診，以收集必要的客觀資訊。

切診不只包含觸摸手腕來診察脈搏數與深度的**脈診**（→ P76），以及觸摸肚子進行調查的**腹診**（→ P78），還包含依據症狀進行的所有**觸診**。

例如有疼痛或發麻情形時，就觸摸該部位，以確認是冷是熱，進而判斷**寒熱**（→ P88）狀態。或從皮膚的粗糙與乾燥情形，來判斷陰不足的狀態。尤其對**針**（→ P172）與**灸**（→ P176）來說，切診是最重要的診察法，能藉此找出有抵抗或壓痛的部位，再根據對**經絡**（→ P152）和**經穴**（→ P162）的思考方式來治療。

中醫學重視的是脈診，日本重視的是腹診

切診最重視的就是脈診與腹診。

診察脈象的脈診，雖然西醫也會採用，但主要目的在測量脈搏數和緊張度，以及確認有無心律不整的情形。另一方面的中醫，不只會測量脈搏數，也會觀察深度、強弱、節奏等脈搏狀態，目的在取得能掌握整體病態的資訊。雖然脈搏的跳動能在全身各處測量到，但脈診會將三根手指貼在手腕的橈骨動脈上，以進行診察。中醫的另一大特徵，就是會對左右兩手都進行脈診。傳統的中醫學特別重視脈診。

腹診是觸摸並按壓肚子，以確認腹壁硬度及彈力、按壓時的抵抗及壓痛、內臟水聲等特徵的診察法。西醫的腹診，主要在確認內臟的狀態，因此多以解剖學的角度來診察，但中醫的目的在確認腹壁肌肉的硬度與壓痛點，所以著重在掌握身體的狀態。

至於日本獨自發展出來的漢方醫學，則非常重視腹診，但中國與朝鮮半島反而不是很注重，據說原因來自儒教的思想普及，認為「不能隨便碰觸異性與身分高貴者的身體」，因此不太採用直接觸摸腹部的腹診。

切診時直接觸摸身體以診察表層的溫度、濕度、彈力

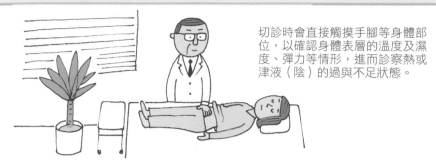

切診時會直接觸摸手腳等身體部位，以確認身體表層的溫度及濕度、彈力等情形，進而診察熱或津液（陰）的過與不足狀態。

切診的重點與可能出現的症狀

診察皮膚的冷感、熱感、乾燥、滋潤情形

狀態	可能出現的症狀
冰冷	整體的熱過少，或因聚集某處導致表層偏少的狀態。
比平常溫熱	整體的熱旺盛，或因聚集某處導致集中在表層的狀態。
比平常潮濕	整體津液過剩，或向外的力量過強，或調節汗水的機制紊亂的狀態。
乾燥	津液不足，或表層津液循環不良導致聚集某處的狀態。
皮膚因乾燥而變硬呈粗糙狀態	可能是血虛或血瘀的症狀。
按壓時皮膚會下陷且不會恢復	津液的流動變差，導致停滯並囤積在表層的狀態。

綜合診察全身的寒熱燥潤情形

狀態	可能出現的症狀
手腳冰冷，但軀幹與頭部溫暖。	顯示並非整體的熱不足，而是熱聚集在某處。常常起因於氣滯。
手掌、腳底溫暖，且胸口有發燒感。	陰虛常見的狀態，全身到處都有可能出現發燒感。

診察疼痛的狀態

狀態	可能出現的症狀
按壓時疼痛感會減輕	稱為「喜按」，因氣虛或寒邪引起疼痛的狀態。
按壓時疼痛感會加劇	稱為「拒按」，因實邪或熱邪引起疼痛的狀態。

直接觸摸手腳等身體部位，來診察熱與津液過與不足的診察法，就是切診

切診之一的脈診

脈診是從雙手手腕的脈搏狀態來掌握病態的診察法，可從脈搏的速度與深度、強度、力量上，得知疾病的發生部位與性質、陰陽與虛實、氣、血、津液的平衡狀態等。

主要關鍵字 脈診 寸 關 尺 浮取 中取 沉取 脈位 脈律 脈形 平脈 病脈

從脈搏的速度與強度來診察身體狀態

　　觸摸身體來診察的切診手法之一的**脈診**，可從雙手手腕的脈搏狀態，得知疾病的發生部位與性質、**陰陽**與**虛實**等體質、**氣**、**血**、**津液**的平衡狀態等。

　　進行脈診時，會診察雙手手腕的**寸**、**關**、**尺**共六處的脈象。此時醫師會將中指貼在病患橈骨莖狀突起（手腕大拇指這一側的骨頭突起處）內側裡，能測得脈搏的地方（關），再將食指貼在同樣能測得脈搏的地方（寸），以及無名指能測得脈搏的地方（尺）。

　　進行脈診時，有**浮取**、**中取**、**沉取**的三種診脈法。將手指稍微碰觸在皮膚上的診脈法稱為「浮取」，稍微施加壓力的診脈法稱為「中取」，用力按在皮膚上的診脈法稱為「沉取」。此外，左右兩手手腕上的寸、關、尺，同樣與**五臟**有對應關係，其中左手的寸脈與**心**有關、關脈與**肝**有關、尺脈與**腎陰**有關；右手的寸脈與**肺**有關、關脈與**脾**有關、尺脈與**腎陽**有關，因此只要有任何一個臟腑出現異常，相對應處的脈象就會紊亂，可讓人從中得知體內的狀態。

　　進行脈診時，會診察左右手的寸、關、尺共六處的脈象特徵，包含最能測得脈搏的位置（**脈位**）、脈搏的速度（**脈律**）、脈搏的強度與力量（**脈形**）等，以掌握身體的狀態。

從脈象讀取身體狀態

　　脈位、脈律、脈形沒有任何特徵，顯示身體狀態非常正常的脈象，稱為「**平脈**」，但只要身體狀況不佳或生病時，所出現的脈象就稱為「**病脈**」。病脈可依脈搏的速度及強弱、脈搏力量、流動及節奏等性質，分為**浮脈**、**沉脈**、**數脈**、**遲脈**、**代脈**、**結脈**、**促脈**、**弱脈**、**弦脈**、**細脈**、**滑脈**、**澀脈**。

　　浮脈是將手指輕輕碰觸在手腕上，就能清楚測得脈搏的脈象，表示疾病的原因呈現在表層（**表證**→ P88），常見於感冒等時。沉脈則相反，是將手指用力按在手腕上時，才能清楚測得脈搏的脈象，表示疾病存在身體深處裡（**裏證**→ P88）。

　　不過最常見的情形，是同時存在這兩種病脈，並以**沉弦**、**細數**、**浮數**、**沉細滑**、**沉弦細**等脈象出現，例如浮數是指在浮脈的情形下，脈搏數過多的脈象，代表上半身的功能運作過剩。

脈診會診察左右兩手的寸、關、尺共六處

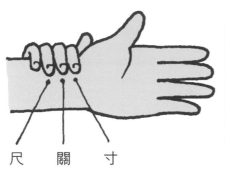

尺　關　寸

將中指貼在手腕大拇指這一側的骨頭突起處、偏手腕內側的動脈上，再將食指和無名指靠在中指旁邊，同樣貼在動脈上。此時食指所觸摸的脈點就是寸，中指觸摸的脈點是關，無名指觸摸的脈點是尺。首先要診察左右兩手共六處的這些部位，比較看看是否有差異，若有差異，再單獨一一診察該脈點。

從脈律、脈位、脈形來診斷氣、血、津液的狀態

脈位（感受脈搏的位置深度）

脈象	狀態
浮脈	輕輕碰觸就能輕易測到脈搏的脈象，顯示氣與血的流動聚集在身體表層，常見於身體表層為對抗引發疾病的外邪（→ P100）時，以及天氣酷熱時。
沉脈	用力按壓時才能測到脈搏的脈象，顯示氣與血的流動聚集在體內較深的部位，常見於身體內側為對抗疾病時，以及懷孕時、月經來前、飯後、睡眠中。

脈律（脈搏的速度、脈搏數）

脈象		狀態
數脈		脈搏太快，1分鐘超過 90 下的脈象，原則上代表陽過剩。
遲脈		脈搏太慢，1分鐘不到 50 下的脈象，原則上代表陽不足。
脈搏不整	代脈	脈搏呈規律性停止跳動的脈象，除代表氣虛外，還應進行綜合判斷。
	結脈	脈搏呈不規律停止跳動的脈象，屬於遲脈的一種。
	促脈	脈搏呈不規律停止跳動的脈象，屬於數脈的一種。

脈形（脈搏的強度與力量）

脈象		狀態
脈搏強度	弱脈	脈力太弱的脈象，表示陽不足。
	弦脈	脈力太強，有如弓弦緊繃狀的脈象，表示氣滯。
脈搏大小	細脈	感覺脈搏很小的脈象（並非力量很弱），表示津液不足。
脈搏流動	滑脈	脈搏流動順暢的脈象，表示陰充實的狀態。
	澀脈	脈搏流動不順暢的脈象，或呈細微振動的脈象，表示血流不佳。

77

切診之一的腹診

腹診也是切診的一種，主要是將手掌貼在腹部上，從腹部的硬度與彈力，以及按壓時的抵抗及內臟水聲等狀況，來診察身體狀態的診察法。在日本發展開來的漢方醫學，特別重視這種診察法。

主要關鍵字 腹診 心下部 胸脅部 臍上部 臍旁部 臍下部 膈

從腹部的抵抗與壓痛來掌握身體狀態

觸摸肚子來確認腹壁硬度與彈力、按壓時的抵抗與壓痛、內臟水聲等特徵，以診察身體狀態的診察法，就稱為「**腹診**」。

西醫進行腹診的主要目的，是從腹壁上方探知腹部內臟的狀況，但中醫的腹診目的，不只在診察內臟情形，同時也在確認腹部的皮膚與腹肌的彈力、硬度、有無硬塊等，藉以掌握對疾病擁有抵抗力的**正氣**（→ P98）充實度，以及**氣、血、津液**的狀態，甚至會從某特有狀態來判斷**腎氣**的強弱、**肝氣**的停滯情形、**血**的停滯情形等。

腹診在中醫裡似乎不太被重用，但在日本的中醫裡，卻是決定處方的一項指針，非常受重視。腹部可以分為**心下部、胸脅部、臍上部、臍旁部、臍下部、脅下部**、下腹部、腹直肌等部位，只要掌握發生在這些部位的抵抗或疼痛、硬結（硬塊）、悸動、無力等特徵，就能推測出氣、血、津液的停滯情形，以及**五臟**的失調。

腹診方法與常見的特有症狀

西醫進行腹診時，為清楚掌握內臟情形，會讓病患採取仰躺姿勢，並將膝蓋豎起來，以放鬆腹壁。相較之下，中醫進行腹診時，為準確判斷腹壁的緊張度，會讓仰躺的病患伸直雙腳，再用手輕輕觸摸病患的腹部，藉以在非常自然的狀態下，測得腹部的緊張度與皮膚的滋潤度等。

之後會局部輕輕按壓腹部，確認皮下與深處是否有硬結或塊狀情形，以及深處動脈的跳動情形，及面對來自外部刺激時，身體的抵抗程度等。尤其是側腹部、臍下部、臍上部、心下部、胸脅部等處，會稍微用力按壓，或用手指斜按下去，以確認特有的反應。

從相當於橫膈膜位置的心下部到胸脅部為止，稱為「**膈**」，是體內氣流上下交錯的重要部位，一旦這裡出現緊張或硬結情形，就表示氣的流動很差。

腹部特有的反應包括按壓胸脅部時，覺得較硬且難受的**胸脅苦滿**，與按壓心窩時會很難受的**心下痞鞕**，以及輕敲或搖晃胃部時，胃裡傳來水聲的**胃內停水**等。

腹診時會觸摸腹部各部位以診察特有的反應

腹部名稱

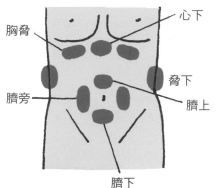

- 胸脅
- 心下
- 脅下
- 臍旁
- 臍上
- 臍下

按壓腹部時可從腹壁狀態得知的事

過度緊張或硬結（硬塊）
表示病態活動的亢進狀態、氣、血、津液的循環停滯不前。

適度緊張
正氣健全且充實。

既不緊張也無抵抗
表示正氣很弱。

代表性的反應

胸脅苦滿

胸脅受壓迫時會緊張且感到難受的狀態，表示氣上下通行時，在膈裡遭受阻礙，因此停滯不前，代表肝鬱氣滯（肝的疏泄作用低下，導致氣循環變差的狀態）。

心下痞鞕

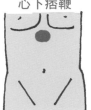

心窩受壓迫時會感到難受的狀態，有時甚至會像板子一樣緊繃，表示氣滯胃熱（氣停滯不前，導致胃失調的狀態）。

胃內停水

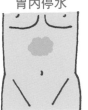

輕敲或搖晃胃部時，胃裡傳來水聲的狀態，表示腸胃功能低下，且存在多餘水分（濕邪）。

腹直肌攣急

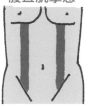

臍四周的腹直肌又硬又緊張，有如棍棒一樣的狀態，表示氣停滯不前。

臍上悸

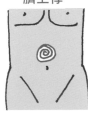

觸摸臍上時，會發現腹部大動脈有強烈跳動的狀態，表示肝氣很旺盛。若跳動情形較弱，表示因氣虛等因素，造成腹壁緊張度降低，有時甚至能觸摸到動脈。

臍下不仁

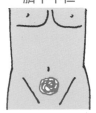

按壓臍下的腹直肌時，毫無抵抗就能按得很深的狀態，表示腹直肌下部的張力低下，有時會伴隨出現知覺麻痺的症狀，代表腎陽虛。

左側腹部結節（瘤）

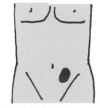

按壓左側腹部時，出現如硬塊般結節（瘤）的狀態，但其實並非真有東西存在，只是靜脈鬱血，表示有血瘀情形。

四診③ 聞診

聞診是從發聲情形與講話方式、呼吸方式、氣息與身體味道等，透過聽覺與嗅覺來收集資訊的診察法，常常與望診和問診並用，對判斷整體的虛實很有幫助。

主要關鍵字 聞診 虛證 實證 虛實 熱證 寒證 寒熱

主要是從講話方式與聲音、氣息來判斷虛實

病患講話時的發聲情形與講話方式、呼吸方式、咳嗽情形、是否有痰、氣息與身體發出的味道等，即使閉上眼睛也能從中取得各種資訊。這種利用聽覺與嗅覺進行的診察法，就稱為「**聞診**」。聞診能判斷是否有什麼不足的**虛證**（→ P86），或有什麼過剩的**實證**（→ P86），主要目的就在判斷**虛實**（→ P88）。

聞診時會先聽取病患的聲音，因為音量大小、力量強弱、音調高低、言詞清晰模糊等，都是判斷虛實的材料。例如講話時若言詞清晰又很有力，表示**正氣**（→ P98）非常充足；若音量很小很難聽取得到，表示**肺氣虛**或**腎虛**。

呼吸時的聲音，同樣有助判斷虛實，例如若呼吸急促，往往是身體囤積許多**熱**的**肺熱**表徵；相反地，若呼吸很弱，甚至吐氣比吸氣還多時，表示**肺**與**腎**都**氣虛**。即使是呼吸時會發出聲音的氣喘，如果是呼吸急促、呼吸聲很大、吐氣時會覺得輕鬆，就表示肺有異常；若呼吸聲很弱，又有咳嗽時，就必須確認是否有痰，以及咳嗽情形屬於乾咳還是濕咳，萬一是乾咳，就表示體內囤積了熱，是乾燥又**津液**不足的表徵。至於打嗝則有可能是胃氣往上逆流的狀態。

從口臭與體臭、排泄物味道可得知的事

味道可從口臭和體臭來確認。一般來說，味道強表示**熱證**（→ P86）或實證，相反則為**寒證**（→ P86）或虛證。

口臭的主要原因來自胃熱，若是帶有酸味的口臭，表示消化不良，導致食物停滯在胃裡不動。若是帶有腐臭味的口臭，表示嘴裡出現異常，例如牙周病或口腔炎、蛀牙惡化等。至於體臭，則會反應在胃的功能與各種代謝功能異常，以及皮膚的清潔狀態上。

除了這些能當場直接確認的之外，也能透過大便與尿液的味道，得知**寒熱**（→ P88）的資訊。一般來說，大便味道較強表示熱證；味道較淡表示寒證；而尿量較少且呈深黃色，味道也較強時，表示熱證；尿量多又無色，味道也較淡時，表示寒證。

聞診時會從聲音及呼吸狀態、味道來診察**虛實**狀態

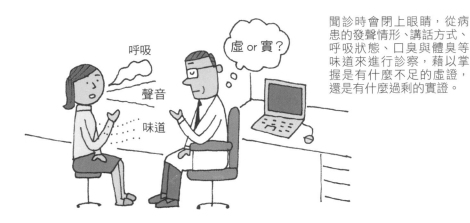

呼吸

虛 or 實？

聲音

味道

聞診時會閉上眼睛，從病患的發聲情形、講話方式、呼吸狀態、口臭與體臭等味道來進行診察，藉以掌握是有什麼不足的虛證，還是有什麼過剩的實證。

聞診內容與可推測的症狀例

	狀態	可能的症狀
聲音	聲音很小又斷斷續續	氣虛、肺氣虛
	聲音沙啞 帶有痰聲	肺氣無法發散的狀態，或津液有部分過剩而停滯的痰飲狀態
	呻吟般的聲音	囤積氣的狀態
	聲音響亮但有時語意不清	實證且往往熱過剩
呼吸	呼吸急促	實證且肺有異常
	呼吸微弱且又短又快	肺氣虛、氣虛
	一次吐氣很長又喘不過氣	實證且常出現氣喘特有的喘不過氣、呼吸困難
	一次吐氣很短又喘不過氣	虛證且常出現肺氣腫或心臟衰竭時特有的喘不過氣、呼吸困難
咳與痰	乾咳	肺陰虛
	似乎有痰的濕咳	痰濁（病理性水分）塞住肺的狀態
	咳嗽聲微弱	肺氣虛
味道	帶有酸味的口臭	胃的消化功能低下，導致胃裡食物停滯不前
	帶有腐臭味的口臭	會有牙周病、口腔炎、蛀牙等嘴裡的異常
	分泌物濃稠又有惡臭	濕熱、熱過剩引發的發腫或化膿、發燒等

聞診時會從發聲情形與嘴巴、身體的味道，來診斷全身的虛實

四診④ 問診

與西醫相同，都是透過詢問目前的症狀、家族病史、生活習慣等內容，來掌握日常各種狀態的診察法。為讓四診得來的資訊能聯結上辨證，必須透過問診收集足以佐證自行假設的證候資訊。

主要關鍵字 問診 辨證 戴上有色眼鏡 主訴

以望診及切診、聞診結果為依據，並鎖定焦點提問

　　問診是醫師對病患提問，以收集目前症狀與病史、生活習慣、體質等資訊的診察法。不同於**望診**及**切診、聞診**的診察法，醫師可在問診時提出任何問題，因此能收集到無數資訊，但反過來說，這也代表若沒有依照一定的指針進行問診，就有可能得到許多無用的資訊，導致無法有效決定最後的**辨證**。

　　為避免進行這種收集到不正確又無謂資訊的問診，一定要以望診及切診、聞診得來的資訊為依據，並**戴上有色眼鏡**來進行。戴有色眼鏡對四診來說，是非常重要的技術，尤其是問診，更應充分抱持這種意識來進行。

從問診中，可得知疾病的原因及引發疾病的條件

　　問診時會先詢問病患，目前有的症狀及煩惱，也就是詢問病患目前最想對醫師訴說＝**主訴**的問題。最理想的主訴方式，是讓病患從自己的嘴裡，用自己的話說出來。

　　接下來會請病患針對自己的身體，就平常所注意到的地方，或很在意的身體狀況變化等，想到什麼就說什麼。此時醫師絕不能誘導病患說話，應讓病患自己想說什麼就說什麼，即使病患沒有特別想說的事也沒關係。

　　等聽到病患的主訴與對日常生活注意到的事項後，再由醫師針對主訴所提的內容，詢問在哪種情況下，症狀會惡化或減輕。關於讓症狀惡化或減輕的條件，主要有季節、天候、氣溫、濕度、一天內的時段差異、用餐前後、睡眠前後、月經等。此時仍應戴上有色眼鏡，鎖定某些內容來進行提問，才會有效。一旦主訴與症狀惡化或減輕的條件能聯結在一起，就能從中檢討為什麼會有這種因果關係。

　　只要進行到這個階段，即使只有問診內容，也能將病患的病態縮小到某個範圍，但為避免問題點被束縛在主訴上，最後仍應試著找出整體的健康狀態。具體內容包含詢問食慾、排便與排尿狀態、睡眠長度與深度、有無肩膀僵硬痠痛或冰冷等情形、月經週期與經血量等問題，因為這些資訊對掌握**氣、血、津液**及**五臟**狀態來說，都是很有用的基礎資訊。

問診最重要的就是有意識地以幾個不同的階段來進行

STEP 1 聽取病患感到困擾的事（主訴）

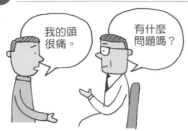

首先針對病患的主訴問題，讓病患用自己的話說出來。在這個階段的整個問診過程中，醫師完全不能誘導，要讓病患自己口述出來，才能得到重要的資訊。

STEP 2 聽取病患平常在意的事或最近身體狀況的變化

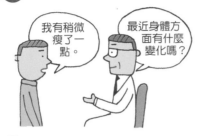

不論是否與主訴有關，都設法讓病患自行說出平常在意的身體狀況。在這個階段裡，醫師仍不可誘導病患說話，應讓病患說出自己的感覺。

STEP 3 針對主訴聽取哪種條件會讓症狀惡化或減輕

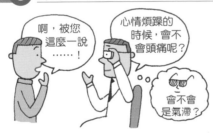

從這個階段開始，醫師必須戴上有色眼鏡，並採取誘導方式提問。此時應以病患自己說出的主訴及身體狀況資訊為主，提出幾個可能存在因果關係的條件，再聽取病患的看法。

➡ 請參照 P84「引發症狀變化的條件與變化情形」

STEP 4 聽取主訴背景的健康狀態及生活習慣

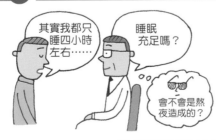

為避免被主訴內容束縛而錯過其他問題，必須針對平常的健康狀態及生活習慣提問，但不必鉅細靡遺地詢問細節，應鎖定有助掌握病患氣、血、津液及五臟狀態的內容提問。

➡ 請參照 P85「身體狀態及生活習慣與症狀的因果關係」

> ## 問診時，要以主訴內容為依據，來聽取
> ## 症狀惡化的條件和引發症狀的生活習慣等

引發症狀變化的條件與變化情形

在進行 P83 的 STEP ❸ 時，應透過問診方式，掌握下列條件中，哪些條件會影響病患症狀惡化或減輕。

條件	變化情形
季節	春夏時，朝外的氣勢會較強，秋冬時，氣會朝內側聚集，而隨著這種季節的變化，虛實狀態（→ P88）很容易表面化。
天候	雨天、陰天時，因天候呈陰的狀態，體內的陽氣會遭受壓迫，造成氣、血、津液的運作功能低下。晴天時的天候呈陽的狀態，體內的陽氣會增強，但若有氣、血、津液停滯不前的情形，就容易讓症狀惡化。
氣溫	低溫時，體內的陽氣會受壓迫，造成氣、血、津液的循環停滯不前，尤其容易出現陰過剩的失調情形。高溫時，體內的陽氣會增強，導致陽過剩，容易出現因消耗陰所造成的失調情形。
濕度	濕度會影響陰的狀態。濕度高時，體內的陽氣會低下，讓身體變得沉重；濕度低而乾燥時，則容易讓久久不退的發燒感變得更強。
一天內的時段差異	上午因氣、血、津液的循環還不夠充足，容易氣滯與血瘀，導致出現循環方面的病態症狀，但只要到了下午或晚上，就會逐漸減輕。下午到晚上的這段時間，若氣、血、津液仍不足，症狀就容易惡化；尤其是晚上，容易因陰不足而發燒。
飯前、飯後	通常在飯前空腹時，脾胃的陰會減少，所以若空腹時症狀容易惡化，表示胃熱過剩。飯後由於脾胃的消化活動非常活躍，所以若飯後症狀容易惡化，表示脾功能低下。
睡眠	通常睡眠中身體會補足陰，所以睡眠不足時，會無法充分補充陰，導致陰不足，讓腎陰虛的症狀惡化。若進一步引發氣不足時，就有可能讓氣虛的症狀也跟著惡化。

身體狀態及生活習慣與症狀的因果關係

在進行 P83 的 STEP ❹ 時，應考慮病患體質與可預測的病態之間，存在哪種關聯性，並透過問診方式確認下列項目。

身體狀態與生活習慣	與症狀之間的因果關係
食慾	有空腹感時，表示脾正常運作。有異常空腹感時，表示胃裡的熱過剩而囤積。沒有空腹感時，表示脾的功能低下，更可能因此讓氣、血、津液無法充分生成。脾的功能會低下，背景往往來自肝或腎異常。
食量	食量小可能是脾虛。若是腎陽虛或氣虛，由於容易疲勞，活動量會因此降低，消耗的能量也會比較少，所以同樣會導致食量變小。
飯後狀態	飯後若胃不舒服，有可能是脾的升清作用低下的脾氣下陷。飯後若有腹脹或打嗝情形，有可能是肝的疏泄作用低下的肝鬱氣滯。
口渴	完全沒有口渴感時，表示水分攝取過剩，必須接受生活指導。若有異常口渴感，不是全身處於陰虛狀態，就是部分身體處於熱過剩的狀態。雖然有口渴感，但不想喝水時，或嘴裡的乾燥情形超過想喝水的慾望時，則有可能是血滯。
排便	使秘卻沒有使意時，表示胃或肺氣停滯不前。排便次數多（一天四次以上）時，不是過食就是脾虛，導致無法充分吸收養分，或胃與肺氣的循環失調。
睡眠	日常睡眠不足時，表示體內的水分來源腎陰受到壓迫。若是睡不好，代表不是心血不足就是肝氣過剩。若是睡到一半會醒過來，表示腎陰虛或肝氣停滯不前。

以八綱辨證來診斷

中醫將診斷病態的行為稱為「辨證」，而其基礎就是八綱辨證，主要是透過四診收集來的資訊，以陰陽論分析，最後決定證候。

主要關鍵字 八綱辨證 八綱 表裏 寒熱 虛實 陰陽 表證 裏證 寒證 熱證 虛證 實證

將四診的診察結果聯結到治療的診斷法

要將**四診**得到的診察結果聯結到治療，必須從這些結果中，具體分析疾病發生的原因與部位，以及引發疾病的機制，進而診斷出病態（**證候**）來。這種方式稱為「**辨證**」，雖然有各種不同的手法，但基本的手法不外乎**八綱辨證**。

八綱辨證是指利用**表、裏、寒、熱、虛、實、陰、陽**等八個指標（稱為「**八綱**」），來掌握身體特徵與症狀的方法，且通常會以**表裏**（→ P88）、**寒熱**（→ P88）、**虛實**（→ P88）、**陰陽**（→ P88）的組合關係來思考。分析時的基本是表裏、寒熱、虛實三者，而這三者又分別擁有陰與陽的性質，其中用來表現陰陽部位的稱為「表裏」，用來表現陰陽溫度的稱為「寒熱」，用來表現陰陽過剩或不足的稱為「虛實」。簡單地說，**裏、寒、虛屬於陰，表、熱、實屬於陽**。

以表裏、寒熱、虛實分析後，再用陰陽來綜合思考

八綱辨證進行時的基本順序，是先以表裏來診察**病位**（疾病的位置），若病位被診察出是在身體表層，就稱為「**表證**」，若被診察出是在內臟等身體深處，就稱為「**裏證**」。

接著會以寒熱來診察**病狀**（症狀），若四診的結果是熱不足，就會診斷為「**寒證**」，若是熱過剩，就會診斷為「**熱證**」。

最後再以虛實來診察**病因**（引發疾病的原因）與**病機**（引發疾病的機制），若有什麼不足的狀態，就稱為「**虛證**」，若有什麼過剩的狀態，就稱為「**實證**」。至於是什麼過剩或不足，只要思考為什麼會出現從表裏及寒熱中診察出來的狀態，就能找到答案。

只要將依據這種方式診斷出的表證、裏證、寒證、熱證、虛證、實證加以組合，就能導出八個證候，例如**表寒虛證**、**裏熱實證**等等，而這八證分別代表在哪裡（表裏）、為什麼會發生病態（虛實）、發生了哪種病態（寒熱）等。

至於無法以表裏判斷的病位，或無法以寒熱判斷的病狀，以及無法以虛實判斷的病因與病機，就以陰陽觀點來分析，因為如 P14「陰陽論」所述般，萬物都能分為陰與陽，所以無法用表裏、寒熱、虛實三個角度來捕捉的現象（症狀），都可以用陰陽的角度來協助分析。

先從表裏、寒熱、虛實導出八個證候，再用陰陽來補足

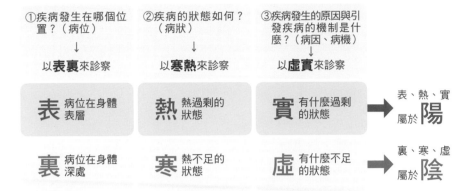

①疾病發生在哪個位置？（病位）
↓
以**表裏**來診察

| **表** 病位在身體表層 |
| **裏** 病位在身體深處 |

②疾病的狀態如何？（病狀）
↓
以**寒熱**來診察

| **熱** 熱過剩的狀態 |
| **寒** 熱不足的狀態 |

③疾病發生的原因與引發疾病的機制是什麼？（病因、病機）
↓
以**虛實**來診察

| **實** 有什麼過剩的狀態 | ➡ 表、熱、實 屬於 **陽** |
| **虛** 有什麼不足的狀態 | ➡ 裏、寒、虛 屬於 **陰** |

依據此八綱來辨證時……

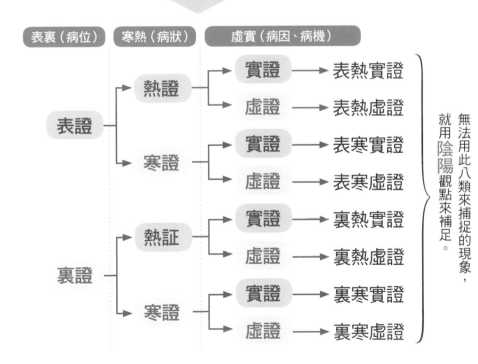

表裏（病位）	寒熱（病狀）	虛實（病因、病機）	

表證
　熱證
　　實證 → 表熱實證
　　虛證 → 表熱虛證
　寒證
　　實證 → 表寒實證
　　虛證 → 表寒虛證

裏證
　熱証
　　實證 → 裏熱實證
　　虛證 → 裏熱虛證
　寒證
　　實證 → 裏寒實證
　　虛證 → 裏寒虛證

無法用此八類來捕捉的現象，就用陰陽觀點來補足。

八綱辨證是以表裏、寒熱、虛實三個角度為中心，
來決定證候的診斷法

表裏、寒熱、虛實、陰陽

八綱辨證是從表裏、寒熱、虛實、陰陽四個觀點來進行，只要從這四個觀點進一步擴展思考，加入五臟與氣、血、津液的概念，就能準確掌握複雜的病態。

思考表裏時，應加入上下與內外觀點；
思考寒熱時，應加入燥濕觀點

　　表裏、寒熱、虛實、陰陽會以下列思考方式來聯結**辨證**。

　　用來表示病位的表裏，會以**上下**來思考身體縱軸，並以**內外**思考身體橫軸，而此時的上下幾乎與 P39 **臟象學說**提到的「**腎→脾→肝→肺→心**」的順序一樣。簡單地說，病位會依腎→脾→肝→心（發揮心臟功能的心）→肺→心（發揮大腦功能的心）的順序，由下（裏證）往上（表證）變化。與靠近上面能發揮大腦功能的心和肺有關的疾病是**表證**，與靠近下面的腎和脾有關的疾病是**裏證**，與肝和能發揮心臟功能的心有關的疾病則屬於中間的證（稱為「**半表半裏證**」）。

　　內外同樣與這個順序幾乎相同，會由內而外以腎→脾→肝→心（發揮心臟功能的心）→肺的順序變化，所以肺與心的疾病是表證，腎與脾的疾病是裏證，肝的疾病是中間的半表半裏證。只要如此以上下、內外的觀點來思考表裏，會更容易診斷出包含**五臟**在內的病態。

　　用來表示病狀的寒熱，是衡量**熱**過與不足的基準，而熱的狀態又代表陽的本質性質，所以寒熱等於是衡量**陽**狀態的基準。在此不妨試著加入衡量**陰**狀態的基準看看。陰的衡量基準是用來表示水分過與不足的**燥濕**（乾燥與濕潤），而已知陽＝熱＝**氣**，陰＝水分＝**血、津液**，因此只要從寒熱、燥濕的觀點來思考，就能從氣、血、津液的狀態中掌握到病態。

虛實會透過思考是什麼過與不足來探討病因

　　用來表示病因與病機的虛實，通常被視為衡量**正氣**多寡的基準，但其實並不只如此，實際上有過剩情形時屬於**實**，有不足情形時屬於**虛**，所以只要探討是什麼過剩或不足，就能找出病因與病機。

　　例如以寒熱的衡量基準診斷出是**熱證**時，就可以推測可能是水分太少引發熱過剩而造成，換句話說，屬於陰（水分）不足的「**陰虛**」。

　　若無法順利整合從表裏、寒熱、虛實分析出來的結果，就用陰陽觀點來捕捉整體，進而推測出結論。相反地，若有無法從表裏、寒熱、虛實觀點全部掌握到的細節現象（病狀），同樣只要以陰陽觀點來思考，就能補足。

加入五臟與氣、血、津液的概念來掌握病態

表裡（病位）的思考方式

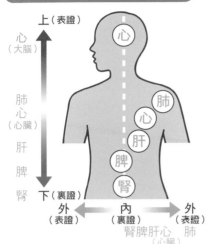

身體可用上下來表示縱軸、用內外來表示橫軸，所以心悸等心的失調與咳嗽等肺的失調，因症狀顯示在身體表層，屬於表證。冰冷等腎的失調與腹痛等脾的失調，因症狀出現在深處，所以屬於裏證。至於抑鬱狀態等肝的失調，因症狀出現在身體中間部位，所以屬於半表半裏證。

寒熱（病狀）的思考方式

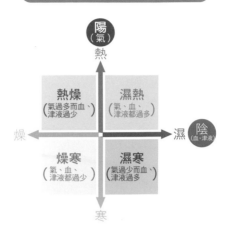

寒熱代表氣的狀態，只要加入燥濕的觀點來思考，就能掌握氣、血、津液的狀態。例如發燒與發燙等屬於熱證，惡寒與冰冷等屬於寒證，皮膚乾燥等屬於燥證，浮腫等屬於濕證。

虛實（病因、病機）的思考方式

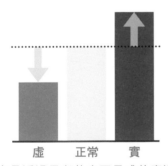

虛實是透過思考什麼不足或什麼過剩的方式來導出病因與病機，例如熱過剩是熱實，熱不足是熱虛，水分（陰）過剩是陰實，水分不足是陰虛。

陰陽的思考方式

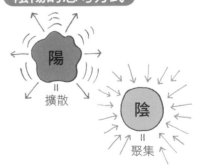

以表裏、寒熱、虛實觀點思考也無法捕捉到的現象，就用陰陽來補足，例如凝結、下降、鎮靜、沉重、冰冷、生水等性質屬於陰證，擴散、上升、躍動、輕盈、生熱等性質屬於陽證。

> 八綱辨證只要採用陰陽論、五臟、氣、血、津液的概念來思考，就能掌握複雜的病態

表裏

表證 症狀出現在皮膚或肌肉、關節、神經等身體表層時，病位就會被診斷為表證。

裏證 症狀出現在內臟等身體深處時，病位就會被診斷為裏證。

惡寒、惡風

惡寒是即使待在溫暖的屋子裡，仍然感到異常寒冷的症狀。惡風是吹到風時，會感到異常寒冷的症狀。

惡熱

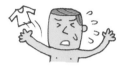

身體熱到幾乎穿不住衣服的症狀。

排便異常

便秘或腹瀉、水樣便等，與排便有關的症狀。

發燒

身體表層的免疫功能，對抗病因物質所引發的症狀。

頭部的症狀

頭痛、頭重、頭暈等症狀。

腹部失調

腹痛或腹部膨脹感等，與腹部有關的症狀。

寒熱

熱證 出現熱過剩或水不足的症狀時，會被診斷為熱證，表示身體狀態偏陽。

寒證 出現熱不足或水過剩的症狀時，會被診斷為寒證，表示身體狀態偏陰。

臉色潮紅、發燙、眼睛充血

因臉部或頭部熱過剩而引發的症狀。

惡寒、冰冷

因熱不足或水過剩而引發的症狀。

臉色蒼白

因供給熱的血不足等，而引發的症狀。

小便量少顏色又濃

因熱過剩造成水消耗而引發的症狀。

口渴

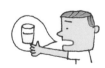

因熱過剩造成水消耗，引發喉嚨渴的症狀。

小便量多顏色又淡

這是水過剩時會出現的症狀，表示身體正處於冰冷狀態。

虛實

實證 思考正氣（生命力）的虛實時，只要出現下列症狀，就會被診斷為實證。

臉色潮紅

因陽過強，造成熱囤積過剩而引發的症狀。

無汗（排不出汗）

除了因熱過剩造成水消耗外，也有可能是陰太強的陰實所引發。

便秘、小便次數少

因熱過剩造成水消耗而引發的症狀。

虛證 思考正氣（生命力）的虛實時，只要出現下列症狀，就會被診斷為虛證。

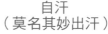

臉色蒼白且偏黃

表示水不足或血不足的症狀。

自汗（莫名其妙出汗）

往往因肺功能低下的肺氣虛而引發。

腹瀉、小便頻繁

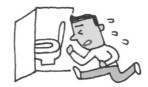

腎熱不足的腎陽虛或氣虛，或水過剩時引發的症狀。

陰陽

陽證 表證、熱證、實證都屬於陽證，常常出現必須進行冷卻治療的症狀。

臉部潮紅

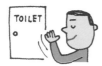

因熱過剩等而引發的症狀。

發炎

因熱過剩而引發的症狀。

眼睛充血

因熱太多的熱證，或血太多的血實等，而引發的症狀。

陰證 裏證、寒證、虛證都屬於陰證，常常出現必須進行溫熱治療的症狀。

臉色蒼白

往往是因陽不足的陽虛而引發的症狀。

惡寒、冰冷

往往是因熱太少的寒證，或陽太少的陽虛等，而引發的症狀。

沉鬱

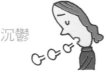

往往是因氣不足的氣虛而引發的症狀。

以八綱辨證來分析證候

證候等於是中醫依基準所做出的診斷結果，也是體質的類型，因此若無法確定證候，就無法確定治療法。基本上證候會依據表裏、寒熱、虛實、陰陽、氣、血、津液、五臟等基本概念，做綜合性的診斷。

主要關鍵字 八綱辨證 表裏 寒熱 虛實

分析「在哪裡」、「什麼東西為什麼」、「變成什麼狀況」

實際在進行**八綱辨證**時，會一一探討清楚「在哪裡」（**表裏**）、「什麼東西為什麼」（**虛實**）、「變成什麼狀況」（**寒熱**）。在此以臉部皮膚乾燥的病患為例來說明。

首先會診察表裏來尋找病位。由於此例是表面皮膚的疾病，因此可得知是**表證**，但不只如此，既然「**表**」呈現乾燥狀態，就必須同時分析「**裏**」是否也有乾燥情形，而診察裏的方法之一，就是透過問診確認大便及尿液等，身體深處裡的**津液**狀態。之後再進一步從**上下**觀點來分析，以掌握下半身的皮膚是否沒有問題。

接著要診察虛實，以找出病因。由於皮膚乾燥是體內水分不足的外在表徵，所以也等於是津液的供給能力低下。而津液的供給能力低下，有可能是津液無法充分在體內循環，或津液本身不足的**陰虛**所引起，也有可能是體內的**熱**囤積過剩造成津液消耗的**實熱**所引起，這些都是必須思考的可能病因。

最後還要分析看看病機。招致陰虛的機制，通常是促進津液循環的**陽**不足所引發的**陽虛**，或生成津液的**脾**與促進津液循環的**肺**功能低下。另一方面，招致實熱的機制，則常常是因為**氣滯**造成**氣**裡帶熱的緣故。

綜上所述，要鎖定可能的病因與病機，必須診察寒熱來確認病狀，若有手腳冰冷等情形，就屬於**寒證**，表示身體處在陰強陽弱的狀態裡，可藉此判斷可能是陽虛招致的陰虛。相反地，若有發燙或眼睛充血等情形，就屬於**熱證**，表示病因、病機有可能來自氣滯招致的實熱。

若是陽虛招致的陰虛，最適當的治療法就是透過溫熱來促進津液循環。若是氣滯招致的實熱，最佳的治療法就是促進氣的循環來冷卻熱，並補足津液。由此可見，即使同為臉部皮膚乾燥的症狀，也會因病位、病狀、病因、病機不同，而採取不同的治療法。

若單純因為皮膚乾燥，就胡亂進行補足津液的治療法，有時反而會讓症狀惡化。唯有以八綱辨證為基本，站在整體角度來分析**氣**、**血**、津液和**五臟**是如何與症狀產生關聯，才有辦法進行適當的治療。

分析在哪裡（表裏）、什麼東西為什麼（虛實）、變成什麼狀況（寒熱）

診察臉部粗糙患有皮膚病的病患為例：

在哪裡（病位）——診察表裏

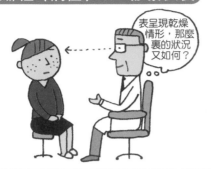

> 表呈現乾燥情形，那麼裏的狀況又如何？

皮膚乾燥＝位在表
↓
那麼裏的狀況又如何？
↓
是否會口渴？大便與小便的狀態如何？透過問診來掌握身體內部的津液狀態

什麼東西為什麼（病因、病機）——診察虛實

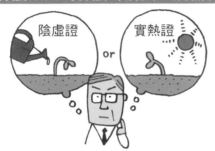

陰虛證 or 實熱證

皮膚乾燥是津液不足所引起
↓
為什麼津液會不足？
↓
是因為津液的供給很少（＝陰虛證）？還是因為熱過剩造成津液消耗（＝實熱證）？判斷到底是哪一個

變成什麼狀況（病狀）——診察寒熱

若有手腳冰冷的情形……
➡ 可能是寒證

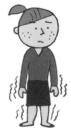

陽氣不足
↓
促進津液循環的力量不足，造成津液囤積在下半身
↓
津液無法到達表層的皮膚
↓
因上半身嚴重乾燥且下半身津液過剩而出現冰冷的症狀

➡ 透過溫熱以促進津液循環的治療法，能解除皮膚乾燥的情形

若有發燙或眼睛充血等情形……
➡ 可能是熱證

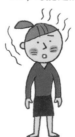

上半身因氣滯導致氣裡帶熱
↓
因氣滯讓津液無法到達表層的皮膚，又因囤積熱而消耗表層的津液
↓
皮膚乾燥

➡ 透過促進氣循環以冷卻熱並補足津液的治療法，能解除皮膚乾燥的情形

用八綱辨證來仔細分析證候，就能導出適當的治療法

本證與標證

要決定證候並選擇適當的治療法時，最重要的步驟就是釐清疾病本質原因的本證，以及本證透過結果呈現出症狀來的標證。治療本證稱為「本治」，治療標證稱為「標治」。

主要關鍵字 本證 標證 本治 標治 標本同治

疾病起因於病因的本證與病狀的標證之間的因果關係

要決定**證候**時，必須特別注意的另一件事，就是釐清疾病的本質，以及透過結果表現在表面的症狀，兩者之間有什麼差異。

中醫將疾病的本質稱為「**本證**」，將透過結果表現出來的症狀稱為「**標證**」。本證是根本性的病因來源，通常病位多在臟腑的「**裏**」處。另一方面的標證，是指後發性的病狀，通常病位多在皮膚與肌肉等「**表**」處。

即使只有一個本證（病因），會引發的標證（病狀）也不見得只有一個，通常都會出現複數個標證，而且這複數個標證，有時還會各自成為新的病因，繼續引發其他標證。簡單地說，疾病是成立在病因與病狀的因果關係呈階段性且複雜的交纏關係上，而針對哪個階段進行治療，所得到的效果會非常不同。

同時治療本證與標證的方法稱為「標本同治」

P95 下圖是本證為**氣滯**（氣停滯不前的病態）的人，出現下半身浮腫與冰冷等標證時的病因、病狀的因果關係圖。氣滯時，上半身的氣容易停滯不前，也會因此產生熱，導致上半身囤積熱，尤其是頭部，因此引發失眠與焦躁等症狀。不僅如此，由於氣具有引導津液循環的作用，所以氣滯還容易招致津液的停滯不前，偏偏津液比較重，容易囤積在下半身，才會引發下半身浮腫與冰冷等症狀。

此時病患的自覺症狀，就是圖表最下面的四個標證。治療這些標證的方法稱為「**標治**」。雖然標治是用來快速緩和自覺症狀的治療法，但屬於對症療法，無法治療根本性的病因，所以症狀很容易復發。相反地，治療氣滯這種本證的方法，稱為「**本治**」，而只要進行本治，就能避免再度發生上半身的熱過剩，以及下半身的**津液**停滯等情形，就結果來說，能有效解除四個標證。不過因為這種治療法，是直接對臟腑發揮作用，所以要讓自覺症狀消失，通常需要一段時間。（審訂注：標治與本治，即治標與治本。另，中醫的「症」，指單一症狀，如頭痛、怕冷，從很多症狀歸納成中醫某一證型，則稱「證」，如表寒證，症狀包括頭痛、發熱、惡寒等。）

雖然中醫非常重視本治，但在醫療現場裡，實際常用的治療法，是結合標治與本治的**標本同治**。

本證是疾病的本質，標證是疾病引起的表面症狀

疾病的本質		表面症狀

本證
- 病因來源
- 屬於根本性且舊有的病態
- 病位在裏處（臟腑等）

→

標證
- 以症狀出現
- 屬於後發性且新出現的病態
- 病位在表處（皮膚與肌肉等）

→ 標證還會引發新的標證

疾病是成立在本證與標證的因果關係上。本證是指疾病的本質病態，而因本證出現的症狀就是標證，且標證有時還會成為引發新標證的原因。

中醫非常重視本治

例如本證為氣滯，標證為下半身浮腫等情形時……

本證

氣滯 促進氣循環全身的肝的疏泄作用，若因故低下，就容易造成讓氣停滯不前的氣滯。由於氣是生命能量，只要停滯在某一處，就容易因此帶熱。

治療
採取促進肝的疏泄作用的治療法，就能治好氣滯，也能解除所有標證。

→ **本治**

↓

津液囤積在下半身
由於氣會引導津液循環，所以氣滯時，津液也會跟著停滯，而津液因為比較重，容易往下流，因此容易囤積在下半身裡。

熱囤積在頭部
由於氣具有輕盈與容易上升的性質，一旦循環停滯，很容易因此集中到頭部，而且也會帶熱。

治療
只要改善津液的循環，就能解除下半身的浮腫與冰冷；而只要冷卻頭部的熱，就能解除失眠與焦躁的情形。

→ **接近本治的標治**

↓

下半身浮腫
由於津液囤積在下半身，才會覺得浮腫。

下半身冰冷
由於津液具有冰冷的性質，所以停滯的地方會感到冰冷。

失眠
頭部裡囤積熱時，腦會無法充分休息，因此睡不著。

焦躁
頭部裡囤積熱時，容易陷入焦躁與易怒的狀態。

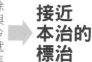
治療
抑制標證的治療法，只能得到暫時緩和自覺症狀的效果。

→ **標治**

標證

> ### 只要找出病因的本證來進行本治，就能一次同時改善複數個標證

依據病因、病機來決定治療法

中醫的代表性治療法裡，有調整因寒熱或虛實等證候過與不足的補法與瀉法，但都屬於標治的治療法，必須同時採用依據病因與病機，直接對氣、血、津液及五臟發揮作用的治療法，以標本同治為目標。

主要關鍵字 治則 補法 瀉法 標治 本治 補氣 理氣 補陰 養血 疏肝 養心

選擇同時標治與本治的治療法

只要能透過**辨證**決定**證候**，就能依據證候決定治療法。中醫的治療原則稱為「**治則**」，治療法就是依據治則而決定。

治則裡的其中一個治療法，是調整**寒熱**與**虛實**等證候過與不足的治療法，其中甚具代表性的有針對虛實的**補法**與**瀉法**。補法是針對有所不足的**虛證**，進行補足的治療法；瀉法是針對有所過剩的**實證**，進行去除的治療法。所以對熱不足的**寒證**，會進行補足熱以溫熱的**溫陽**治療法；對熱過剩的熱證，會進行冷卻熱的**清熱**治療法。不過必須明白這些治療法，都是針對出現症狀的**標證**所進行的治療法，屬於**標治**的方法。

若想進行**本治**，就必須確實分析病因與病機，再依據病因與病機進行治療，為此必須採用直接對**氣、血、津液**與**五臟**發揮作用的治療法。對氣、血、津液發揮作用的治療法，有補足氣的**補氣**、促進氣循環的**理氣**、補足血的**養血**、補足津液的**補陰**，以及 P97 上表的各種治療法。

對五臟發揮作用的治療法，有提高肝的疏泄作用的**疏肝**，與讓心負責的精神活動不過度高昂的**養心**，以及 P97 下表的各種治療法。

調整**虛實**與**寒熱**過與不足的**標治**

虛證採用→補法	實證採用→瀉法	寒證採用→溫陽	熱證採用→清熱
對於虛證，會採用補足有所不足的治療法。	對於實證，會採用去除有所過剩的治療法。	對於寒證，會採用補足熱以溫熱的治療法。	對於熱證，會採用去除熱以冷卻的治療法。

對氣、血、津液與五臟發揮作用的本治

對氣、血、津液發揮作用的治療法

氣	補氣	針對氣不足的氣虛病態，進行補氣的治療法。藉由提高與氣生成有關的脾與肺功能，來增加氣量。
	行氣（理氣）	針對氣循環停滯的病態，進行促進氣循環的治療法。主要是提高與氣循環有關的肝疏泄作用。
	益氣升提	針對氣下降過多或上升力不足的氣陷病態進行治療。會一邊補氣，一邊提高脾的升清作用與肝的疏泄作用。
	降氣	針對氣上升過多或下降力不足的氣逆病態進行治療。會促進脾的肅降作用，讓上升的氣下降。
血	養血	針對血不足的血虛病態，進行補血的治療法。會提高與血生成有關的腎、脾、肺等功能。
	活血	針對血循環停滯的血瘀病態，進行促進血循環的治療法。會改善引導血循環的氣停滯或不足、熱過剩、津液不足等情形。
	清營涼血	針對血帶熱的血熱病態，進行冷卻血中過剩的熱的治療法。有時也會並用提高肝的藏血作用，與心的血液循環作用的治療法。
津液	補陰（滋陰）	針對津液不足的陰虛病態，進行補足津液的治療法。會提高與津液生成有關的腎與脾功能。
	利濕	針對津液過剩而停滯的濕與濕痰、濕熱等病態，進行去除多餘津液的治療法。主要是促進與津液循環有關的腎、脾、肺功能。

對五臟發揮作用的治療法

肝	疏肝	提高肝的疏泄作用，讓氣、血、津液循環順暢的治療法。
心	養心	為避免心的陽力量過剩，調整支持心運作的心氣、心陽、心血、心陰平衡的治療法。
脾	健脾	促進脾的化生作用與升清作用、運化作用，以提高氣、血、津液生成的治療法。
肺	補肺	促進肺的宣散作用與肅降作用，以提高免疫功能，讓津液代謝恢復正常的治療法。
腎	補腎	補足被貯藏在腎裡，成為全身水分來源的腎陰，以及成為全身熱來源的腎陽，進而提高生命力的治療法。

利用補法與瀉法來進行「標治」；利用對氣、血、津液與五臟發揮作用的治療法來進行「本治」

疾病來自誘因與素因的相互關係

西醫一般認為一個疾病來自一個原因（**病因**），所以只要排除或矯正該原因，就是治療。例如感染症的原因，通常來自細菌入侵體內所致，所以治療時會投入抗生素，以抑制細菌的增生。

但中醫認為病因並非單一，而是有直接的原因與間接的原因複雜地交纏一起，最後才會引發疾病。簡單地說，造成身體功能損害的原因，並非只有外在要因，就連受其影響的身體內在要因，也是引發疾病的一個原因。造成身體損害的外在要因稱為「**誘因**」，內在要因稱為「**素因**」。

即使處在相同的環境下，受到同樣的誘因影響，只要素因不同，就會有生病與不生病的不同結果，所以人們才會同處在花粉紛飛的環境裡，有些人得到花粉症，有些人則不然。正因為病因並非單一，而是素因與誘因互相複雜地交纏一起，所以疾病的發生才會出現個人間的差異，這就是中醫的思考方式。

在這種情況下，要治療疾病就不能只單純排除外在要因的誘因，而是必須同時解除內在要因的素因問題，所以中醫才會如此在乎重新檢視生活習慣，以及利用**養生法**來改善體質，因為對素因發揮作用，是治療非常重要的一環。

病因引發正氣與邪氣之間的相爭

中醫將身體擁有對抗疾病的力量稱為「**正氣**」，將妨礙人體生命活動的要因稱為「**邪氣**」（或稱「**邪**」）。當支持生命活動的**氣、血、津液**與**五臟**的運作機制，以及其他各種身體功能正常運作時，正氣就會變強，而當這些身體功能的運作力低下時，正氣就會變弱。

另一方面的邪氣，包含帶給身體損害的飲食物、細菌、病毒、汙染物質、造成身體負擔的溫度與濕度等要因，就連身體功能低下或失調、亢進、造成身體功能損害的心理要因等，發生在體內的種種要因，也都是一種邪氣。但即使身體受到病因影響，只要正氣強過邪氣，就不至於生病，若正氣與邪氣的力量不相上下，就會出現發燒等相爭反應，而一旦邪氣強過正氣，就會生病。這種正氣與邪氣的**正邪相爭**，不時在人體內進行著。

要同時解決誘因與素因，才能預防疾病發生

以花粉症為例來說

誘因

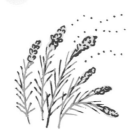

花粉症是對特定的花粉產生過敏反應的一種疾病。隨著風四處飛散的花粉，是來自身體外側的病因，而受這種體外影響的要因，就稱為「誘因」。

素因

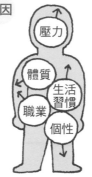

壓力

體質

生活習慣

職業

個性

津液的循環若在飲食與睡眠等生活習慣、生活環境、壓力等影響下變差時，對花粉刺激的防衛能力就會低下，這種體內的要因就稱為「素因」。

生病

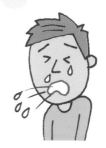

擁有對花粉防衛能力低下的素因的人，一旦受名為花粉的誘因刺激，就會罹患花粉症。但只要不存在前述的素因，即使受花粉刺激，也不會罹患花粉症。

邪氣戰勝就會生病，正氣戰勝就不會生病

將正氣與邪氣比喻為相撲時

正氣只要強過邪氣，就能打倒邪氣，也不至於生病，但若邪氣強過正氣，自然會生病。當正氣與邪氣力量相當時，兩者就會不相上下地彼此抗衡，因此出現發燒等相爭反應。

正氣

邪氣

抵抗疾病的力量

想引發疾病的力量

> 誘因與素因同為病因，
> 當邪氣力量勝過正氣力量時，就會生病

病因① 外邪

能發揮作用，從身體外來帶給身體功能不良影響的邪氣，統稱為「外邪」，其中來自自然界氣候影響的邪氣稱為「六淫」，可分為「風邪、濕邪、暑邪、燥邪、寒邪、熱邪」六類。

主要關鍵字 邪氣 外邪 六淫 風邪 濕邪 暑邪 燥邪 寒邪 熱邪 正氣

自然現象過強時，也會成為外邪

會妨礙人體生命活動的**邪氣**，有可能從體外帶給身體功能不良的影響，也有可能直接在體內帶給身體功能不良的影響。從體外帶來不良影響的邪氣，稱為「**外邪**」。

例如細菌與病毒等有害物質或異物進入體內的情形，就屬於外邪的一種，但將人體包圍其中的自然界氣候，有時也可能成為外邪，就稱為「**六淫**」，且從其性質來看，可分為「**風邪、濕邪、暑邪、燥邪、寒邪、熱邪**」。

這些都是自然現象，照理來說對人體並無害，只是當氣候過熱或過冷時，若身體無法適應，就有可能引發疾病。或當抵抗疾病的**正氣**力量變差時，即使是符合該季節的正常氣候，仍有可能成為外邪而引發疾病。

六個外邪會引發各種症狀

「**風邪**」是多發生在春天裡的外邪，會突然引發頭痛、流鼻水等症狀，而且通常病狀的變化既快速又劇烈，也會突然結束。風邪還有一個特質，就是症狀發生的場所會不斷改變，其中身體表層與上半身最容易出現症狀，往往與發癢有關，也容易出現**肝**失調的情形。

「**濕邪**」是多發生在雨季到初夏裡的外邪，會因體內水分對較高的濕度產生反應而發病，尤其是容易囤積水分的下半身，常常出現沉重、冰冷、腫脹（發腫）等症狀。除了最常出現非常厭惡濕邪的**脾**失調外，也容易引發呼吸通道的**肺**失調，以及排尿出口的**腎**失調。「**暑邪**」多發生在夏天到初秋，擁有熱邪與濕邪二種性質，尤其是體內囤積過剩**津液**，容易與**熱**結合一起的**濕熱**體質的人，最容易因此發病，並以臉色潮紅、過度出汗等中暑情形居多。暑邪與濕邪一樣，容易引發脾、肺、腎的失調。

「**燥邪**」是秋天最常見的外邪，會引發經常性的咳嗽、皮膚粗糙乾燥等症狀，也與肺的異常有很深的關係。「**寒邪**」多發生在冬天，會造成**氣、血、津液**的流動情形變差，又因為具有收斂凝縮的性質，容易引發寒氣、手腳冰冷、腹瀉、痙攣等症狀，也容易出現腎失調的症狀。

當這五個外邪進一步影響身體時，就會引發「**熱邪**」，且無關特定季節與臟腑的關係，身體都會出現有如燃燒般的帶熱情形，因此出現發燒、發炎、乾燥等症狀。

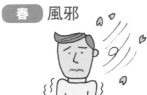

外邪有風邪、濕邪、暑邪、燥邪、寒邪、熱邪

春 風邪

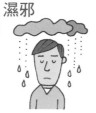

會因立春到春分之間吹的強烈南風而突然發病，症狀也會有如花瓣被吹落般的急速變化，容易招致肝失調。

梅雨季到初夏 濕邪

如潮濕的梅雨般，體內濕氣會過剩，因此招致沉重與冰冷、腫脹等情形，也容易影響脾、肺、腎。

夏至到初秋 暑邪

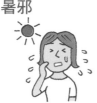

如同悶熱的酷暑夏天一樣，夾雜熱與濕狀態的外邪，會引發臉色潮紅、過度出汗等症狀，也容易出現脾、肺、腎的失調。

秋 燥邪

乾燥 乾燥

有如乾扁粗糙枯葉般狀態的外邪，容易影響肺，引發呼吸器官與表皮方面的問題。

冬 寒邪

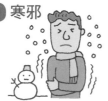

就像下不停的雪不斷奪走身體的熱一般，這是造成體內冰冷，讓氣、血、津液循環變差的外邪，容易招致腎失調。

不只如此

各種外邪產生變化時……
就會引發**熱邪**

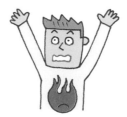

當外邪的影響進一步變強時，身體就會出現有如燃燒般的帶熱情形，引起發燒、發炎、因津液消耗而乾燥等情形。

即使是平常對身體無害的自然現象，只要影響過度，就會成為外邪而引發疾病

病因② 內邪

發生在身體內部，會帶給身體功能不良影響的邪氣總稱，包含表達情緒的七情、顯示飲食過與不足的飲食不節、與身體活動和勞動以及休息有關的勞逸過度等。

主要關鍵字 內邪 七情 喜、怒、憂、悲、思、恐、驚 飲食不節 勞逸過度

情緒與臟腑關係密切，所以有時也會成為病因

會妨礙人體生命活動的**邪氣**當中，發生於身體內部而帶給身體功能不良影響的邪氣，總稱為「**內邪**」，其中會造成身體不良影響的情緒，稱為「**七情**」。

七情是指**喜**（開心）、**怒**（生氣）、**憂**（憂愁）、**悲**（難過）、**思**（思念）、**恐**（害怕）、**驚**（震驚）等七種情緒，只要這些情緒產生動搖，就會造成身體功能失調。不僅如此，七情還與特定的臟腑有關，例如喜＝**心**；怒＝**肝**；憂、悲＝**肺**；思＝**脾**；恐、驚＝**腎**。儘管這些情緒並不會立即成為邪氣，但如果突然出現或長期持續下去，就會引發疾病，例如過度恐懼會傷腎，過度憤怒會傷肝一樣，很容易造成相關的**五臟**失調，而不論哪種情緒過剩，通常還會引發肝的異常。

七情還會影響**氣**的狀態，例如開心時會氣緩（造成專注力低下），生氣時會氣上（造成氣往頭部上升），憂愁時會氣聚（讓氣集中在一處），思念時會氣結（造成氣停滯不前），難過時會氣消（造成氣的消耗），害怕時會氣下（讓氣往下降），震驚時會氣亂（造成氣的流動紊亂）。七情所引起的這些氣變化，甚至成為言語表現被保留到今日，例如「一股怒氣往上衝」、「失望到垂頭喪氣」、「嚇到心氣紊亂」等。

飲食的質與量、勞動和休息的過與不足，也都會成為內邪

內邪還包含與飲食過與不足有關的**飲食不節**，以及與勞動和身體活動過與不足的**勞逸過度**。

飲食不節不只是指攝取食物的品質好壞會影響健康，還包含即使是有益健康的食物，只要攝取上有過或不足的情形，同樣會影響健康。

勞逸過度是指活動及勞動過剩時，或休息與靜養過剩時，都會成為內邪。就活動與勞動來說，過度使用眼睛會傷**血**（消耗血），橫躺過久會傷**氣**（消耗氣），久坐會傷肉（肌肉會衰弱），站立過久會傷骨（骨頭會損耗），行走過久會傷筋（肌腱與韌帶等會無力）。相反地，若休息過久會造成氣血停滯，精神也會不濟，還會造成肢體軟弱，導致生理功能變差。

喜、怒、憂、悲、思、恐、驚等七情會影響五臟而引發疾病

七情		相關的五臟	帶來的影響
喜 （開心）		**心**	開心情緒過度時，容易造成心失調。由於心負責精神活動與思考活動，所以心失調時，會招致氣緩與專注力低下。
怒 （生氣）		**肝**	憤怒情緒過度時，會帶給肝不良影響。由於肝具有讓氣、血、津液循環的疏泄作用，所以肝失調時，會讓氣、血、津液停滯不前。
憂、悲 （憂愁、難過）		**肺**	過度悲傷與憂愁時，容易讓肺變調，又因為肺負責呼吸與免疫等功能，一旦受影響，容易引發呼吸器官方面的問題，也容易感冒。
思 （思念）		**脾**	持續過度思念時，會帶給脾不良影響，進而影響消化吸收的運作，所以脾失調時，容易引發食慾不振、腹痛、腹瀉等症狀。
恐、驚 （害怕、震驚）		**腎**	若經常過度害怕與震驚，就會造成腎失調，影響調節津液代謝的功能，導致水分的代謝情形也跟著變差。

飲食與勞動、休息失衡時，就會成為內邪

飲食不節

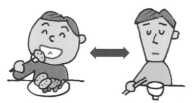

吃太多　　　　　吃太少

吃太多時，會帶給脾與胃負擔，容易招致消化器官方面的問題。相反地，吃太少時，會造成氣、血、津液不足，導致免疫力降低，最終引發疾病。

勞逸過度

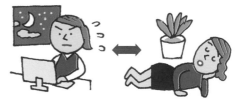

工作過久、　　　　休息過久
活動過久

勞動與休息任一方過剩時，也會成為內邪，因為勞動時會消耗氣，因此失去元氣，而休息時會讓氣血停滯，因此讓生理功能低下。

> ## 情緒及飲食、活動、勞動的過與不足，
> ## 都會成為內邪而引發疾病

受外邪影響的內邪

擁有與風邪、濕邪、暑邪、燥邪、寒邪、熱邪等六個外邪相同性質的內邪，包含了風、濕、濕熱、燥、寒、熱，而當某一性質的外邪擁有強大影響力時，通常表示體內擁有相同性質的內邪，力量同樣很強大。

主要關鍵字 風 濕 濕熱 燥 寒 熱 外邪 內邪 外邪撼動內邪 問診

外邪撼動內邪時，就會引發疾病

風邪、濕邪、暑邪、燥邪、寒邪、熱邪等，因強烈氣候形成的**外邪**，有時也會影響**內邪**，讓內邪力量變大。

例如濕邪力量變強時，會讓原本就具有水腫體質的人，水腫情形更嚴重，也會讓鼻子功能較差的人，更容易流鼻水。這是因為過度囤積在體內的**津液**，與外在的濕邪同調而成為邪氣，因此引發症狀。

簡單地說，當某一性質的外邪變強時，擁有相同性質的內邪也會跟著變強，這種情形稱為「**外邪撼動內邪**」。與風邪、濕邪、暑邪、燥邪、寒邪、熱邪等六個外邪，擁有相同性質的內邪，分別是**風、濕、濕熱、燥、寒、熱**。

外邪會撼動內邪的思維，來自「人類的身體是自然界的一部分，所以自然界所發生的現象，同樣發生在人體內」的**整體觀**。以前述的例子來說，當濕邪力量過剩時，就會影響內邪裡擁有同性質的濕，讓濕的力量跟著過剩，因此造成更嚴重的流鼻水、水腫等症狀。

受外邪撼動的內邪，是辨證的線索

外邪會撼動內邪的思考方式，能活用在**問診**上，如P82～84所說明般，問診的主要目的，是在找出對**主訴**來說，哪些條件會造成症狀的惡化或減輕，若此時能注意到外邪及內邪的關係，確認哪個季節或氣候，會讓症狀產生變化，就能找出引發症狀的身體異常情形。

舉例來說，若症狀容易在寒冷時期裡惡化，就必須懷疑是寒邪的力量過強而撼動內邪，顯示原因來自寒的存在造成熱的不足。若症狀是在乾燥時期裡惡化，就有可能是燥邪的力量過強而撼動內邪，顯示原因來自燥的存在造成津液的不足。

風、濕、濕熱、燥、寒、熱等內邪的存在，能成為**辨證**的線索，只要注意內邪來診察表裡以確認病位、診察虛實以確認病因與病機、診察**寒熱**以確認病狀，就能掌握到更詳細的身體狀態，也能活用在辨證上。

外邪會擾動內邪

當暑邪擾動內邪時

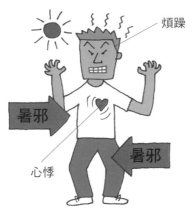

- 煩躁
- 暑邪
- 心悸
- 暑邪

悶熱的暑邪帶給身體不良影響時，會擾動與暑邪擁有相同性質的內邪——濕熱，引發心悸與煩躁等症狀。

當寒邪擾動內邪時

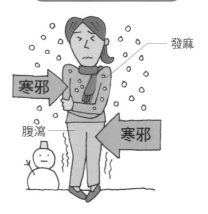

- 發麻
- 寒邪
- 腹瀉
- 寒邪

如冰凍般寒冷的寒邪帶給身體不良影響時，會擾動與寒邪擁有相同性質的內邪——寒，引發身體發麻與腹瀉等症狀。

當燥邪擾動內邪時

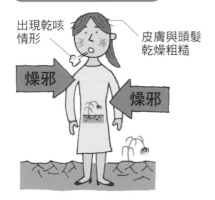

- 出現乾咳情形
- 皮膚與頭髮乾燥粗糙
- 燥邪
- 燥邪

嚴重乾燥的燥邪帶給身體不良影響時，會擾動與燥邪擁有相同性質的內邪——燥，引發皮膚與頭髮乾燥粗糙的情形，以及出現乾咳的症狀。

當濕邪擾動內邪時

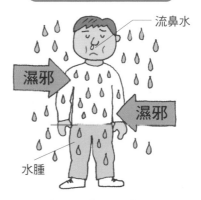

- 流鼻水
- 濕邪
- 濕邪
- 水腫

過悶的濕邪帶給身體不良影響時，會擾動與濕邪擁有相同性質的內邪——濕，引發嚴重流鼻水與身體水腫等症狀。

只要掌握哪種時候外邪會擾動內邪，就能找到辨證的線索

中醫的診察症例

診療方式與西醫有莫大差異的中醫，實際在診察時，究竟是以什麼方式進行四診，進而做出診斷？在此不妨參考看看兩個症例。不過實際的診察，一定要委由專家進行，外行人千萬不可自行診斷。

◆症例 ①

年齡 五十一歲　**性別** 男性

主訴 全身出現蕁麻疹，因為太癢而睡不著，雖然有服用抗過敏藥 Triludan，但已經三個月了，蕁麻疹還是沒消失。

診察 【問診】：排尿情形很差，有時胃會不舒服，食慾也變差。排便雖順暢，但水分攝取較少。

　　　　【脈診】：滑。

　　　　【舌診】：淡紅色，前端稍紅。有淡淡的白苔，但沒有齒痕。

　　蕁麻疹是表的津液與熱鬱滯的情形，而就裏來說，從胃不舒服與食慾不振的結果來看，表示還出現伴隨中焦（主要為消化器官）的濕的氣滯，而從排尿情形很差的結果來看，可判斷是肺功能不全造成津液的循環變差。另外從滑脈可得知濕、從舌尖紅可得知肺（皮膚）熱的存在。因此開處了十味敗毒湯來理氣利濕祛風（整氣、去濕、去除風邪），並開處麻杏薏甘湯來調節氣陰的循環。

　　一個月後，蕁麻疹改善為每隔三天才出現一次，發癢情形減輕許多，食慾也變好，也沒有胃不舒服的情形。不過舌尖還是紅紅的，因此開處石膏設法改善肺的鬱滯（氣血停滯的狀態），同時繼續開處十味敗毒湯及麻杏薏甘湯。二星期後，即使停吃了四天的 Triludan，也沒有出現蕁麻疹，而即使出現蕁麻疹，也會自行消失。睡眠情形也得到改善，同時減少了排尿時的不舒服感。

◆症例 ②

年齡 七十五歲　**性別** 女性

主訴 起床前後會有心絞痛、腰痛、膝蓋痛的情形。

診察 【問診】：除了主訴外，下肢也有冰冷情形。

　　　　【舌診】：舌頭較薄，且呈暗紅色，邊緣也有龜裂情形。舌苔是較薄且少的白苔，舌根較厚。從舌頭的薄度與龜裂情形，可看出陰虛血虛，從舌頭呈暗紅色又有舌苔，可看出陰虛鬱熱。

　　上述情形顯示津液主要存在於深處，無法擴散到表層與上方，才會引發這些症狀，且下焦（主要為泌尿生殖器官）因為津液停滯、血虛，導致出現疼痛與冰冷的情形。胸痛則是陰虛與血虛造成氣血運行不順所致。

　　為補充不足的血，並增強脾的運作功能，讓陰血能被順利送往上方，以促進血和經絡的氣流，因此開處了炙甘草湯搭配疏經活血湯，結果有效減少胸痛與胸悶的次數，膝蓋痛也消失了，舌根部的厚苔也變薄，而且整個擴散開來，增加了舌頭本身的厚度，邊緣的龜裂情形也得到改善。在那之後，症狀繼續獲得改善。

第 3 章

中醫的治療法

一旦確定診斷結果，就可以開始著手治療。不過除了治療疾病本身外，改善體質也是治療的一環，所以有各種不同的治療法。在此將以圖解方式，說明中醫治療基本的漢方藥，以及針灸和氣功等治療法。

與西醫治療法的差異

疾病在成為疾病之前的狀態稱為「未病」，中醫的目標就是在未病階段裡進行治療，這一點和成為疾病之後才採取治療法的西醫非常不同。

主要關鍵字 未病 自然治癒力

從身體狀態與自覺症狀，找出未病

西醫要判斷疾病的有無時，會先進行驗血、照 X 光等檢查，再從這些檢查得來的數據或影像中，判斷是否真為疾病。

另一方面的中醫，則存在**未病**的思考方式。未病是指雖然身體狀況不太好，但還不到生病的狀態，這種時候即使進行檢查，也無法從數據或影像中發現異常，就西醫來說，此時並不會被判斷為疾病，但中醫認為應該在這個階段裡，趕緊去除會引發疾病的原因，才是最理想的治療形態。

為什麼中醫有辦法在異常狀態還沒有表面化之前，就先發現未病？主要是因為中醫的治療法，是採用觀察舌頭與脈象等身體狀態，以及睡眠與食慾等生活習慣、排便與冷熱等自覺症狀，站在所有角度來掌握身體狀態的緣故，因此不只能確認目前顯現在外的症狀，也能從觀察的結果來預測未來容易罹患的疾病可能是什麼。

病患與醫師一起參與治療的「自力治療」

西醫在進行治療時，會依據檢查結果明示異常的狀態，再針對該異常狀態投與藥物，以收到直接的改善作用，所以西藥通常都是用來直接修補受損的身體功能，才會如此容易顯現改善異常的效果。

但中醫認為藥物的存在，純粹是為了引出身體原本就具有的**自然治癒力**，所以中醫所採用的**漢方藥**（→ P112），都是在提高身體的整體運作能力，進而對異常發揮抵抗作用。但也因為這些作用多屬於間接性的作用，因此儘管能發揮作用的對象範圍甚廣，比起西藥來，卻需要更久的時間才能感受到效果。

簡單地說，比起單純治療顯現在表面上的疾病，中醫更著重在提升「自我治癒能力」，所以才有辦法對未病發揮作用。不僅如此，中醫認為幾乎所有疾病的原因與解決法，都存在日常生活裡，所以我們應重新檢視自己的生活習慣，才能打造出不易生病的身體，而這種治療方式就稱為「自力治療」。

中醫是找出未病，再加以治療的醫學

連非表面化的未病也一併治療

未病就像還沒有伸出地表發芽的「疾病種子」。中醫在治療時，會同時注意生活習慣等問題，因此能在未病的階段裡，排除（＝治療）這些問題。

治療表面化的疾病

症狀或身體異常現象，有如伸出地表的芽一樣。西醫在治療時，會設法在芽還沒有全面往上伸展之前，趁早發現這些芽，並加以摘除（＝治療）。

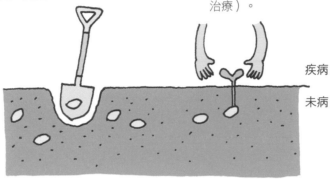

疾病
未病

中醫會利用自力治療來治療疾病

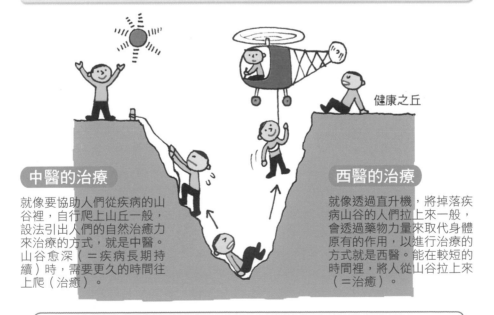

健康之丘

中醫的治療

就像要協助人們從疾病的山谷裡，自行爬上山丘一般，設法引出人們的自然治癒力來治療的方式，就是中醫。山谷愈深（＝疾病長期持續）時，需要更久的時間往上爬（治癒）。

西醫的治療

就像透過直升機，將掉落疾病山谷的人們拉上來一般，會透過藥物力量來取代身體原有的作用，以進行治療的方式就是西醫。能在較短的時間裡，將人從山谷拉上來（＝治癒）。

中醫在疾病成形前，先找出原因並加以解決，
進而引出自然治癒力

異病同治與同病異治

面對各種不同的疾病，採取相同治療法的情形，稱為「異病同治」。相反地，面對一個疾病，採取複數個不同治療法的情形，稱為「同病異治」。兩者的目的都在排除疾病的根本性原因，也都以中醫為基本思維。

主要關鍵字 標治 本治 證候 異病同治 同病異治

以相同治療法來治療不同疾病的異病同治

中醫不只會進行**標治**，以治療表面化的症狀，也非常重視治療引發疾病的根本原因的**本治**，因為呈現在表面的各種症狀，有時看似彼此毫無關聯，但其實只要追根究柢，往往會發現衍生自同一個原因，所以只要進行本治，就能同時治療從根本原因衍生而來的複數個疾病。

舉例來說，若是腸胃功能低下的**脾虛**，嚴重時會引發胃炎、支氣管炎、低血壓等症狀，此時不採用針對胃炎、支氣管炎、低血壓分別開處治療藥的治療方式，而是使用能改善造成脾虛的根本原因，也就是氣不足的**漢方藥**（→ P112），以達到本治的目的。如此一來不只能解除氣不足的情形，也能同時改善胃炎與支氣管炎和低血壓的症狀。

換句話說，此時只要知道是屬於脾虛的**證候**，就能決定採取「改善氣不足」的治療法，而即使是採取相同的治療法，也能同時解決伴隨而來的各種不同症狀。由此可見，即使是不同的症狀，只要明白起因於同一個特定的證候，就能採取相同的治療法來治療，這種情形就稱為「**異病同治**」。

以不同的治療法治療同一疾病的同病異治

另一方面，即使是相同的疾病，也會因為病患的狀態不同，以及引發疾病的原因不同，而開處不同的漢方藥來治療，這種情形就稱為「**同病異治**」。

在此不妨以「河川流動變差」的自然界現象來思考疾病。通常河川的流動情形會變差，除了有土石流等因素造成河川寬度變窄外，也有可能河川寬度雖然沒變，卻因為水流量大增而滿溢，造成河水無法沿著水脈流動的狀態。此外，即使水流量不變，也有可能因為河水混濁而變成泥流，導致流動情形變差。

由此可見，同一個現象的發生，可能存在各種不同的原因，當然就會有不同的解決法，所以中醫認為引發一個疾病的原因，可能存在各種不同的形態，因此即使要治療相同的疾病或症狀，也會因病患而有完全不同的治療法。

從中醫的這種思考方式可以得知，不只是治療法，就連平常的健康法與**養生法**，也會因每個人的狀態不同而不同。

以相同的治療法來治療不同疾病的**異病同治**

例如胃炎與支氣管炎和低血壓,只要往下追根究柢,找出這些症狀的根本性原因,就能明白一切都來自氣不足。既然原因來自同一個,就能以相同的治療法來治療所有疾病。

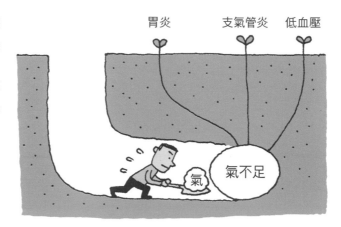

以各種治療法來治療同一個疾病的**同病異治**

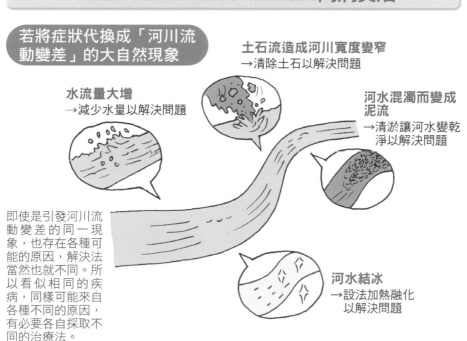

若將症狀代換成「河川流動變差」的大自然現象

水流量大增
→減少水量以解決問題

土石流造成河川寬度變窄
→清除土石以解決問題

河水混濁而變成泥流
→清淤讓河水變乾淨以解決問題

即使是引發河川流動變差的同一現象,也存在各種可能的原因,解決法當然也就不同。所以看似相同的疾病,同樣可能來自各種不同的原因,有必要各自採取不同的治療法。

河水結冰
→設法加熱融化以解決問題

**中醫會以相同的治療法來治療不同的疾病,
或以不同的治療法來治療相同的疾病**

漢方藥的治療

將複數個以植物等為原料而製成的生藥，加以組成的治療藥，就是漢方藥。漢方藥的構成存在一定的法則，而具有療效的生藥構成也有特定的名稱。此外，漢方藥的種類又可分為水煎藥與濃縮劑。

主要關鍵字 生藥 漢方藥 方劑 君藥 臣藥 佐藥 使藥 水煎藥 濃縮劑 科學中藥

依據法則組成的生藥就是漢方藥

中醫的治療核心是**漢方藥**（編注：即中藥），這是以**生藥**為原料所製成。生藥是將具有藥效的動植物乾燥而來，也包含礦物和貝殼等。為將這些生藥用來治病，會依據法則將數個生藥組成一起，稱為「**方劑**」。通常提到漢方藥時，都是指這種方劑，不過有時也直指生藥。（編注：利用自然界的植物、動物、礦物，取其全形或部分，以原狀或經簡單加工，用於醫療，即「生藥」，中藥材亦為生藥的一部分。若經炮製、熬煮之藥材則稱為熟藥。）

方劑基本上是由四個部分組成，決定方劑主核心作用的稱為「**君藥**」，負責輔助作用的稱為「**臣藥**」，而與君藥和臣藥的性質相反，以促進發揮作用，或抑制君藥與臣藥過度作用的稱為「**佐藥**」，最後是取得方劑整體的調合，幫助治療藥有效直達與疾病有關的臟腑及**經絡**（→ P152）稱為「**使藥**」。

就中國與日本自古以來的治療經驗來看，能流傳至今的方劑，其效果經過長年累積，已經被許多人嘗試過，也通過種種考驗。這些效果受到認同的方劑，都被賦予特定的名稱，例如「葛根湯」和「桂枝茯苓丸」等，而且還註明了適應症狀及病態，隨著書籍的記載被流傳至今。

量身訂做的水煎藥與現成的濃縮劑

方劑可分為**水煎藥**和**濃縮劑**（編注：台灣也稱科學中藥，即中藥濃縮製劑）。水煎藥是將生藥煎熬成濃縮液後，直接飲用的治療藥。通常醫師會開處將切碎的生藥配方在一起的處方箋，而且會依必要調整比例，或部分改變生藥的組成，以配合病患的不同體質與病狀，量身訂做出只屬於該病患的水煎藥，這也是水煎藥的最大特徵。不過服用時，必須由病患自行煎熬。

濃縮劑則是依照方劑的固定組成及劑量，在工廠裡將組成的生藥煎熬後，萃取出濃縮液製成顆粒或粉狀的治療藥。服用這種濃縮劑能節省自行煎藥的麻煩，也能隨身攜帶，是最大的優點，但無法配合每個人的體質與狀態，來調整方劑的配方。實際上在醫療現場裡，會以濃縮劑為主來治療疾病，若是濃縮劑也無法治療的棘手疾病，或是較複雜、需長期治療的疾病，就會開處水煎藥來治療。

由四部分構成的方劑

若將方劑的作用比喻為「開車」……

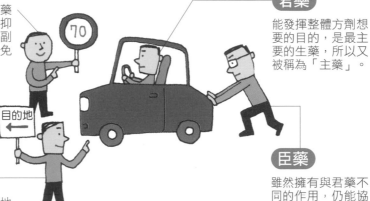

佐藥
特徵是具有與君藥相反的性質，能抑制君藥與臣藥的副作用或毒性，以免失控的生藥。

目的地 ←

使藥
協助方劑有效率地促進特定臟腑發揮作用，能調合整體的藥。

君藥
能發揮整體方劑想要的目的，是最主要的生藥，所以又被稱為「主藥」。

臣藥
雖然擁有與君藥不同的作用，仍能協助君藥發揮作用，以加強效果的生藥。

漢方藥濃縮劑的製程

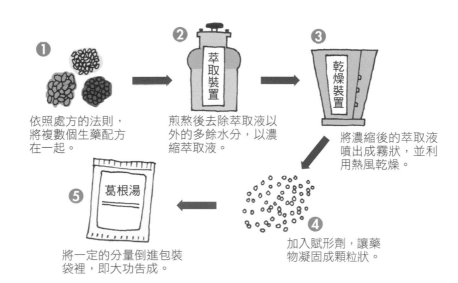

❶ 依照處方的法則，將複數個生藥配方在一起。

❷ 萃取裝置
煎熬後去除萃取液以外的多餘水分，以濃縮萃取液。

❸ 乾燥裝置
將濃縮後的萃取液噴出成霧狀，並利用熱風乾燥。

❹ 加入賦形劑，讓藥物凝固成顆粒狀。

❺ 葛根湯
將一定的分量倒進包裝袋裡，即大功告成。

依據法則將生藥做有效的組成，就能完成漢方藥

漢方藥的取得與處方

在日本，漢方藥可到醫療機構或藥行取得。只要是以中醫為專業的醫師或藥劑師，就能從疾病狀態與體質診斷出證候，配合每一名病患開處或調配適當的漢方藥。

主要關鍵字 漢方藥 濃縮劑 證候 隨證加減

可到醫療機構或漢方藥專門的藥行等處取得

在日本，**漢方藥**可到醫療機構由醫師開處，或到藥行、藥房請藥劑師調配。到藥行、藥房可購得市面上販售的一般用濃縮劑，而不是醫療用**濃縮劑**，但為了避免出現副作用，通常成分的含有量比醫療用濃縮劑還少。

若是到醫療機構，就能利用健保制度取得處方箋。目前就日本的現況來說，有一百四十八種處方用的濃縮劑，都適用健保制度，即使不是以中醫為專門的醫療機構，也能開處漢方藥。（審訂注：台灣中醫界尚未採取醫藥分業，部分中藥被衛生主管機關認定為食品，如枸杞，則可在一般藥局甚至大賣場購得，但中藥的取得仍以中醫診所為主。）

以日本的情形來說，是由取得西醫醫師執照的醫師，在學習過中醫後，才成為中醫的專業醫師，因此不論是專精西醫的醫師，還是專精中醫的醫師，擁有的醫師執照都一樣，所以要分辨中醫的專業醫師時，不妨參考日本東洋醫學會的專業醫師認定制度。這是醫師擁有執照並登記後經過六年以上的時間，在西醫的任一個基本領域學會裡，得到認定的一般醫師或專業醫師，同時在學會認可的實習機構裡，累積三年以上中醫的臨床經驗後，才有資格參加考試，而只要通過考試，就會被認定為是中醫的專業醫師。（審訂注：依台灣醫師法規定，分西醫師、中醫師、牙醫師，所屬執照有別。）

中醫會依據證候來開處漢方藥

西醫在治療時，會依病名及症狀來決定要使用的治療藥，但中醫不只會參考病名與症狀，還會依據**四診**，分析體格與體質、疾病的原因與位置、病狀等，以確定顯示該病患病態傾向的**證候**，再依此開處漢方藥。例如被診斷為冰冷體質較強的**寒證**，就會開處能溫熱身體的漢方藥。所以，在日本只要接受如中醫的醫師診察，或徵詢以中醫為專業的藥劑師，就能確定證候，再依據證候選擇適當的漢方藥。只要知道屬於哪種證候，即使不清楚病名，也能利用漢方藥來治療。不過有時也會採取**隨證加減**的方式，依病患個人狀態與疾病階段，詳細調整**生藥**的組成。

反過來說，若中醫沒有先診斷出證候，就和西醫一樣只從病名和症狀來選擇漢方藥，不但得不到治療效果，反而可能讓症狀惡化，甚至出現原本沒有的症狀。

在日本提供的機構不同，漢方藥的種類也會不同

可處方或調配的機構	醫療機構		藥行、藥房	
	一般醫療機構	有專業醫師的醫療機構	一般藥行、藥局	有專業藥劑師的藥行、藥房
可處方或調配的漢方藥種類	醫療用濃縮劑	醫療用濃縮劑或水煎藥為主	以一般用濃縮劑	一般用濃縮劑或水煎藥為主
健保制度的適用性	適用健保	有些適用、有些得自費	不適用健保	不適用健保

依證候來決定漢方藥

①用四診診察以決定證候

原因
位置
狀態
體質
體格
過程

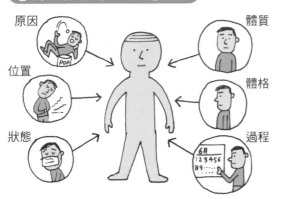

透過中醫特有的診察法——四診，找出疾病的原因與位置（是表面疾病還是內部疾病）、狀態（是生命力低下，還是處在引發疾病的狀態裡）、屬於發病至今的過程中哪個階段，以決定證候。

②配合證候開處漢方藥

例如若是冰冷情形嚴重⋯⋯

例如若是發燙情形或發燒感嚴重⋯⋯

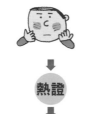

↓ **寒證**

開處具有溫熱身體等作用的漢方藥

↓ **熱證**

開處具有冷卻熱等作用的漢方藥

針對證候裡的寒熱、燥濕、虛實等情形，開處能調節過或不足的漢方藥來治療。例如對冰冷情形嚴重，被診斷為寒證的人，可以開處具有溫熱身體作用的漢方藥。

在日本，漢方藥可到醫療機構或藥行取得，並依顯示病態傾向的證候而決定處方

漢方藥的服用法與副作用

一般人對服用水煎藥的印象，就是覺得很麻煩，若服用濃縮劑，就可以省去煎熬的手續。不過許多人都認為漢方藥的效果比較溫和，需要花較多時間才能顯現效果，而且沒有副作用，但這些其實是誤解。

主要關鍵字 濃縮劑 水煎藥

不論濃縮劑還是水煎藥，都是服用液體才有效

許多**漢方藥**的**濃縮劑**，都是以顆粒狀或粉狀為主，非常方便人們服用，但其實不該直接服用，應該用熱開水調開並確實攪拌，讓濃縮劑恢復成原本的液體狀後服用才有效，也不會太刺激胃。

若是**水煎藥**，就將一天分的藥量泡水後，用火煎熬，之後立刻過濾，再將完成後的水煎藥，分成二～三次在當天裡喝完。若用密封容器放進冰箱裡冷藏，通常可以保存二天左右，但不能在冰冷的情形下直接拿出來服用，應先溫熱到與常溫或體溫相當後服用。不過煎熬的方法，會因漢方藥或流派的不同而有異，最好遵照醫師或藥劑師的指示。

至於服用的時機，為提高對藥物的吸收力，基本上應在飯前等空腹時服用。若是急性症狀，有時一天甚至得服用二～三次。（審訂注：服藥時機因每個人的症狀而有不同，須請教醫師。）

「得長期服用才有效」、「沒有副作用」是誤解

提到漢方藥時，許多人都認為必須長期服用才會有效。漢方藥確實與西藥不同，無法直接修補受損的身體功能，因為漢方藥的作用是在提高整體的身體功能，所以往往需要較久的時間，才有辦法感受到藥效。但這並不是指必須長期服用才有效，而是指需要經過較久的時間，才有辦法感受到症狀與身體的有效變化。

不過話說回來，對於感冒等急性疾病，或原因很單純且罹病期間還很短的疾病，有時照樣能立刻感受到漢方藥的效果。一般來說，罹病後的期間愈短愈容易治療，愈屬於慢性病的疾病，愈需要更久的時間調治。

此外，漢方藥沒有副作用的說法，也是一大誤解。例如若開處的漢方藥，並不適合該病患的**證候**，就有可能出現服用前原本沒有的症狀，這就是副作用。

另外如 P117 的圖表所示，有些**生藥**在發揮一定效果的同時，也會帶來副作用，所以視身體狀況而定，可能無法使用這些生藥。不過通常漢方藥為避免同一種生藥的作用發揮過度，都會調配與具有抑制這種作用的其他生藥進去，所以很少會只出現某特定生藥的副作用。

濃縮劑與水煎藥的服用法

濃縮劑

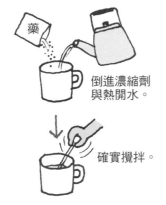

倒進濃縮劑與熱開水。

確實攪拌。

水煎藥

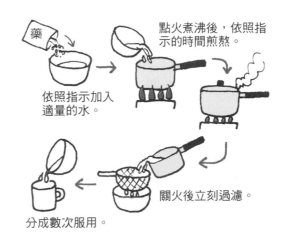

依照指示加入適量的水。

點火煮沸後，依照指示的時間煎熬。

關火後立刻過濾。

分成數次服用。

有可能引發副作用的生藥例

生藥名	症狀
甘草	血清 Na 上升、浮腫、高血壓、假性醛固酮增多症、肌肉病變
桂皮	起疹子、發紅（皮膚表面因血管充血而變紅）等
石膏	食慾不振、心窩不舒服、軟便、腹瀉等
地黃	食慾不振、心窩不舒服、噁心、嘔吐、腹瀉等
大黃	食慾不振、心窩不舒服、腹痛、腹瀉等
人參	發紅、蕁麻疹等
附子	心悸、頭暈、舌頭發麻、噁心等
麻黃	頻脈、心悸、失眠、精神亢奮、消化器官症狀、泌尿器官症狀等

服用不適合證候的漢方藥等，
只要使用方法錯誤，就有可能出現副作用

生藥基本作用的分類

構成漢方藥的生藥，依作用有各種不同的分類法，其中最基本的分類法，就是依據陰陽及五行思考方式而來的四氣與五味分類法。四氣是依冷卻身體還是溫熱身體來分類，五味是依味覺來分類。

主要關鍵字 四氣 五味 寒性 涼性 平性 溫性 熱性 酸 苦 甘 辛 鹹

依溫熱身體還是冷卻身體來分類生藥

要瞭解**漢方藥**的運作機制，必須先瞭解構成漢方藥的**生藥**作用，而生藥的作用可從各種不同的觀點來分類，其中最具代表性的分類法就是**四氣**和**五味**。

四氣是站在「冷卻或溫熱身體」的觀點來分類生藥的方法，總共有**寒性、涼性、平性、溫性、熱性**等五種。（審訂注：平性藥是指其寒熱偏性不明顯，稱其性平是相對而言，仍未超出四氣的範圍。）

寒性與涼性的生藥擁有冷卻身體的作用，因此具有能去除**熱**的**清熱作用**，以及減緩因熱產生的症狀的**鎮靜作用、解毒作用**等。比涼性擁有更強的冷卻性質時，就會被歸類為寒性。

另一方面的溫性與熱性生藥，擁有溫熱身體的作用，因此具有能去除冰冷的**溫煦作用**，也能增加**氣**，促進身體各種功能的活化，甚至能促進氣與**血**的循環，排出多餘的**津液**，以減輕疼痛。比溫性擁有更強的溫熱性質時，就會被歸類為熱性。

至於平性的生藥，是指既不具溫熱作用，也不具冷卻作用，是想得到四氣以外的作用時，會使用的生藥。

以五種味覺來分類，就能得知可發揮的五臟作用

五味是站在生藥的味道與作用具有關聯性的觀點，用味道來分類生藥作用的方法，共分為**酸**（酸味）、**苦**（苦味）、**甘**（甜味）、**辛**（辣味）、**鹹**（鹹味）的五味（五種口味）。

如 P19 的**五行色體表**所示般，依據**五行**來思考時，五味也能對應**五臟**，所以酸對**肝**、苦對**心**、甘對**脾**、辛對**肺**、鹹對**腎**都能各自發揮作用。

這種四氣與五味的分類法，雖然對掌握生藥的基本性質很有幫助，但純為原則性的分類法，因為使用漢方藥治療時，基本在於讓藥效循環全身，以促進氣、血、津液發揮作用，幫助維持身體功能，也促進熱發揮作用，成為氣、血、津液循環的原動力。所以以四氣和五味的概念為基礎，來理解對氣、血、津液發揮作用的生藥分類法，是非常重要的一件事。

此外，由於生藥還具有無法用四氣和五味完全分類的固有效能及作用，所以實際在調配處方時，必須充分理解各生藥的個別作用。

將生藥分為寒、涼、平、溫、熱的是四氣

冷卻身體 ←————————————————————→ 溫熱身體

寒性
能強烈冷卻身體、去除熱，減緩因熱造成的症狀。

涼性
能冷卻身體、去除熱，減緩因熱造成的症狀。

平性
不具有溫熱身體或冷卻身體的作用。

溫性
能溫熱身體、消除冰冷情形，也能活化各種身體功能。

熱性
能強烈溫熱身體、消除冰冷情形，也能活化各種身體功能。

代表性的寒性生藥	代表性的涼性生藥	代表性的平性生藥	代表性的溫性生藥	代表性的熱性生藥
●黃芩 ●黃柏 ●黃連	●芍藥 ●麥門冬 ●連翹	●甘草 ●桃仁 ●茯苓	●桂皮 ●細辛 ●當歸	●乾薑 ●吳茱萸 ●附子

將生藥依味覺分為五類的是五味

五味	酸（酸味）	苦（苦味）	甘（甜味）	辛（辣味）	鹹（鹹味）
發揮作用的五臟	肝	心	脾	肺	腎
主要作用	讓水樣便等軟物變硬，停止汗與鼻水等物的漏出。	去除多餘的熱與津液，停止熱引起的咳嗽、改善多餘津液引起的胃不舒服與腹瀉。	調整腸胃的運作功能，補充氣、血，以減緩急性症狀。	促進氣、血循環，以提高發汗作用。將氣引導到體表，帶給身體防衛能力。	滋潤乾燥的狀態，讓硬物變軟。
代表性生藥	五味子 山茱萸 酸棗仁	黃芩 黃柏 黃連	黃耆 甘草 茯苓	細辛 半夏 附子	地骨皮 芒硝 牡蠣

生藥可依寒、涼、平、溫、熱分類為四氣；依味覺分類為五味

氣藥

與氣的作用有關的是「氣藥」，其中當氣量不足時，用來補充氣的是補氣藥，與氣的流動有關的是行氣藥與理氣藥。行氣藥能改善氣的流動，理氣藥能調整氣恢復原來的流動。

主要關鍵字 氣 補氣藥 行氣藥 理氣藥 黃耆 人參 白朮 香附子 陳皮

能增加氣量來溫熱身體的補氣藥

生藥的作用除了**四氣**與**五味**外，還能依對中醫最重要的概念──**氣、血、津液、熱**所發揮的作用來分類。

與氣的作用有關的生藥，有補充氣量的補氣藥，以及與氣的流動有關的行氣藥和理氣藥。

有氣不足的氣虛情形時，就會使用補氣藥。就四氣的分類來說，補氣藥多具有溫熱身體的**溫性**性質，又因為氣能成為熱的材料，所以增加氣量就能增加熱量，進而溫熱身體。若就五味的分類來說，補氣藥都屬於甘味，所以能對脾發揮作用，進而調整腸胃的運作。

被歸類為補氣藥的主要生藥，有**黃耆、人參、白朮**等，經常被配方來補充體力用的**補中益氣湯**等處方。以補氣藥為主而開的處方箋裡，常常會同時配方有能增加血量與津液量的生藥，這是因為氣虛時，往往會伴隨出現血不足的**血虛**，以及津液不足的**陰虛**，而血與津液又是在氣的引導下循環，所以若只增加氣量，就會造成量不足的血與津液白忙一場，最後更因藥的溫熱性消耗而減少血量與津液量。因此要治療氣虛時，必須同時補充氣、血、津液，讓三者能達到平衡。

促進氣循環的行氣藥與調整流動情形的理氣藥

與氣的流動有關的行氣藥與理氣藥，作用非常相似，所以兩者所屬的生藥，大多擁有共通點。能改善氣循環的行氣藥，主要用在氣的流動停滯不前時的**氣滯**狀態，另一方面的理氣藥，因為能調整氣恢復原來的流動，所以主要用在氣上升過剩時的**氣逆**狀態。當氣的循環變差時，因為氣具有上升而容易停滯在上半身的性質，所以此時使用行氣藥，能有效讓氣的流動往下降，進而促進氣的循環。

由於氣需要熱才能循環，所以行氣藥與理氣藥大多擁有溫性性質，且這些生藥的五味幾乎都是**辛味**，所以能對肺發揮作用。

不僅如此，當津液與血的循環變差時，也常常會使用行氣藥與理氣藥，這是因為氣負責引導津液與血循環的緣故。被歸類為行氣藥（包含理氣藥）的主要生藥，有**香附子**與**陳皮**等，常被做為感冒初期症狀時開處的**香蘇散**等配方。

能增加氣量的補氣藥

主要的補氣藥與作用

生藥名	四氣	五味
黃耆	偏溫	甘
甘草	平	甘
山藥	偏溫	甘
大棗	溫	甘
人參	偏溫	偏苦、甘
白朮	溫	偏苦、甘

增加氣就能增加熱，所以幾乎都具有溫性性質。另外所有補氣藥的共通點，就是具有甘味作用。

以補氣藥為主的處方例
補中益氣湯

構成的生藥	作用
黃耆	補充氣量
人參	補充氣量
白朮（蒼朮）	補充氣量、促進津液循環
甘草	補充氣量與津液量
大棗	補充氣量
生薑	溫熱脾胃、促進氣循環
柴胡	促進氣循環
升麻	促進氣循環
陳皮（橘皮）	促進氣與津液循環
當歸	補血同時促進血循環

補中益氣湯能補充體力、促進腸胃運作，其中的黃耆是君藥，能將氣帶給脾，並引導到表層，也具有促進津液循環的作用。

能促進氣循環的行氣藥（理氣藥）

主要的行氣藥（理氣藥）與作用

生藥名	四氣	五味
枳實	涼	酸、苦
香附子	平	偏苦、辛
厚朴	溫	苦、辛
陳皮	溫	苦、辛
檳榔子	溫	苦、辛

要促進氣循環需要熱，所以多為溫性生藥，而且都具有引導氣下降的作用。

以行氣藥（理氣藥）為主的處方例
香蘇散

構成的生藥	作用
香附子	促進氣循環
蘇葉	將氣引導到表層
陳皮	促進氣循環
生薑	溫熱脾胃、將氣與津液引導到表層
甘草	補充氣量與津液量

香蘇散常被用來治療感冒初期的症狀，以及頭痛、眩暈、耳鳴等症狀，其中的香附子與陳皮能促進氣循環，蘇葉與生薑能將氣引導到表層。

氣藥有增加氣量的補氣藥，以及和氣的流動有關的行氣藥、理氣藥

血藥

能增加血量、改善血不足的血虛情形的是養血藥，而能促進血循環，改善血瘀情形的是活血藥，但因為血瘀有時是來自血虛，所以這是同時擁有能改善兩種情形的生藥。

> **主要關鍵字** 血 血虛 養血藥 血瘀 活血藥 何首烏 當歸 川芎 大黃 牡丹皮

增加血量以改善血虛的養血藥

血藥有改善**血虛**以解除血不足狀態的**養血藥**，以及改善**血瘀**以解除血流不良狀態的**活血藥**。

養血藥的目的是提供造血材料以補充血，而以養血藥為主配方的處方藥裡，經常會加入讓補充進來的血能順利循環的活血藥。

不過血不足時，往往表示血的生成來源——**氣**也不足，所以血虛經常會伴隨**氣虛**，此時就會搭配使用增加氣量的**補氣藥**。此外，由於氣具有引導血循環的作用，當氣本身停滯不前時，表示血也跟著停滯不前，而只要血停滯不前，就會造成某部分血過剩、某部分血不足的血虛情形，所以此時也會搭配使用促進氣循環的**行氣藥**。

就**四氣**的分類來說，養血藥有**溫性**也有**涼性**，非常分散，而就**五味**的分類來說，最明顯的是擁有能促進脾功能的甘味。

養血藥有**何首烏、當歸**等**生藥**，常被做為**當歸飲子**的配方，對消除皮膚乾燥引起的發癢情形很有效。尤其是何首烏，能補充身體表面的血不足情形，有效改善皮膚與毛髮的乾燥，以及視力模糊等症狀。

促進血循環全身以治療血瘀的活血藥

活血藥能促進血循環全身，但因為血瘀常常起因於氣的循環變差、**熱**不足、多餘**津液**影響血的運行等因素，所以治療時要搭配促進氣循環的行氣藥、增加熱的**溫陽藥**（→ P126）、排出多餘津液的**利濕藥**（→ P124），才比較容易得到療效。

就四氣的分類來說，活血藥有溫性也有涼性，但因為血流動時需要熱，所以通常會使用溫性的活血藥。不過若是因熱過剩造成血的流動變差時，當然就會使用涼性的活血藥。

溫性活血藥有**川芎**和當歸等生藥，常被用來當成**當歸芍藥散**等處方藥的配方，以改善冰冷體質者的月經問題。寒性與涼性的活血藥有**大黃、牡丹皮**等生藥，常被用來當成**大黃牡丹皮湯**等處方藥的配方，以改善經常便秘者的月經問題。此外，由於血瘀有時是起因於血不足，而當歸不僅能促進血循環，同時也具有增加血量的作用，所以使用當歸會很有效。

就五味的分類來說，活血藥大多擁有**辛味**與**苦味**的性質。

能增加血量的養血藥

主要的養血藥與作用

生藥名	四氣	五味
何首烏	溫	苦、甘
芍藥	涼	苦
當歸	溫	甘、辛

養血藥的四氣因生藥而有溫性與涼性之分，五味方面則以甘味居多，但仍有苦味與辛味的生藥，所以能發揮作用的五臟各有不同。

以養血藥為主的處方例

當歸飲子

構成的生藥	作用
當歸	補充血量並促進血循環
地黃	補充血量
蒺藜子	排出津液
芍藥	補充血量
川芎	促進血循環
防風	去熱
何首烏	補充血量
黃耆	補充氣量
荊芥	補充熱量
甘草	補充氣量與津液量

血不足造成皮膚乾燥，甚至出現發癢與濕疹等症狀時，會使用當歸飲子來治療，其中的當歸、地黃、芍藥、何首烏，都具有補血作用。

能促進氣循環的活血藥

主要的活血藥與作用

生藥名	四氣	五味
延胡索	溫	苦、辛
紅花	溫	偏苦、辛
牛膝	平	偏苦、甘
川芎	溫	辛
大黃	寒	苦
當歸	溫	甘、辛
桃仁	平	苦、甘
牡丹皮	涼	苦、辛

血需要熱才能流動，因此活血藥裡的生藥，包含川芎和當歸等，多為溫性性質的生藥。至於寒性與涼性的生藥，則有大黃及牡丹皮等。

以活血藥為主的處方例

當歸芍藥散

構成的生藥	作用
當歸	補充血量並促進血循環
川芎	促進血循環
芍藥	補充血量與津液量
白朮（蒼朮）	促進津液循環
茯苓	促進津液循環
澤瀉	排出津液

當歸芍藥散常被用來治療冰冷體質者的月經不順、經痛、更年期障礙等症狀，不僅能促進血循環，也能促進奪去熱的津液循環，並排出多餘津液，以改善冰冷體質。

血藥有提供造血材料的養血藥，以及促進血循環全身的活血藥

津液藥

能增加津液量、改善津液不足的陰虛情形的是滋陰藥，另一方面的利濕藥，則能促進津液循環，以排出多餘的津液，進而改善某部分因津液過剩而造成的濕與濕熱等病態。

主要關鍵字 津液 滋陰藥 利濕藥 陰虛 麥門冬 地黃 濕 濕熱 茯苓 澤瀉

增加津液量以改善陰虛的滋陰藥

與**津液**有關的**生藥**，有增加津液量的**滋陰藥**，以及排出多餘津液或部分過剩津液的**利濕藥**。

滋陰藥是用來改善因津液不足造成的**陰虛**病態的生藥，大多擁有降低**熱**的作用，就**四氣**的分類來說，幾乎都具有涼性性質，但其中也有具溫性的滋陰藥。若以**五味**來分類，則多屬於**甘味**。不過即使同為滋陰藥，能增加哪個**五臟**的津液，會因生藥而不同。例如在滋陰藥的代表性生藥裡，**麥門冬湯**的**君藥**是**麥門冬**，能對**肺、脾、心**發揮作用。當麥門冬對肺發揮作用時，能改善會出現口渴與乾咳等症狀的**肺陰虛**；對脾發揮作用時，能解除火燒心與胃痛等症狀；對心發揮作用時，能減緩不安感與失眠等情形。

至於同為滋陰藥的**地黃**（生地黃）（審訂注：目前台灣中醫常用乾地黃，生地黃少見），則能帶給**肝、腎**必要的津液，有冷卻熱，因此常被用來治療發燙與口渴、起疹子等症狀。

促進津液循環，並將多餘津液排出體外的利濕藥

利濕藥能促進津液循環，並將多餘津液排出體外，因此能改善因部分津液過剩，造成津液流動情形變差的**濕性**病態。

通常利濕藥不太容易使用在因津液不足所造成的陰虛病態，但若是因津液停滯不前而發生的部分陰虛情形，為促進津液循環，就有必要使用利濕藥。此時除了利濕藥之外，只要搭配使用增加津液量的滋陰藥，就能補充新的津液，並促進新的津液循環，達到改善陰虛的目的。

就四氣的分類來說，利濕藥有**寒性**、涼性、**平性**、溫性等，其中具寒性性質的利濕藥，能改善因停滯的津液與體內多餘的熱結合一起而引發的**濕熱**病態。就顯示味覺等五味的分類來說，以具甘味的生藥居多。

以利濕藥為主的方劑中，也有能成為**利尿劑**的生藥，例如被歸類在利濕藥裡的**茯苓**，常被做為**半夏厚朴湯**的配方，用來改善神經症中的不安症。因為茯苓能引導津液下降，並對腎發揮作用，讓津液成為尿液而從膀胱被排出去。另外對治療排尿障礙等很有效的**豬苓湯**，裡面所配方的**澤瀉**，不僅能成為利尿劑，更因為屬於寒性生藥，所以能解除膀胱的濕熱情形，常被用來治療有膀胱炎、腎炎等發炎症狀的病患。

能增加津液量的滋陰藥

主要的滋陰藥與作用

生藥名	四氣	五味
枸杞子	平	甘
山藥	偏溫	甘
地黃	寒	苦、甘
麥門冬	涼	偏苦、甘

滋陰藥以涼性和寒性居多，具有能冷卻熱的清熱作用，就五味的分類來説，以甘味居多，能調整腸胃功能。

以滋陰藥為主的處方例
麥門冬湯

構成的生藥	作用
麥門冬	潤脾、潤肺、潤心
半夏	紓解凝固的津液以促進流動
粳米	補充氣量與津液量
人參	補充氣量與津液量
甘草	補充氣量與津液量
大棗	補充氣量與津液量

用來減緩咳嗽與支氣管氣喘等症狀的麥門冬湯，其中的麥門冬是君藥，能改善肺陰虛，且為了促進麥門冬所補充的津液能順暢循環，配方中會有半夏。

能將多餘津液排出體外的利濕藥

主要的利濕藥與作用

生藥名	四氣	五味
澤瀉	寒	甘
豬苓	平	甘
半夏	溫	辛
茯苓	平	甘
防己	寒	苦、辛
薏苡仁	涼	甘

以具有寒性與涼性、平性性質的生藥居多，其中的澤瀉與防己等寒性生藥，能改善濕熱。若就五味的分類來説，以甘味、辛味的生藥居多。

以利濕藥為主的處方例
半夏厚朴湯

構成的生藥	作用
半夏	紓解凝固的津液以促進流動
厚朴	促進氣循環以紓解凝固的津液，進而促進津液流動
蘇葉	促進氣循環
茯苓	促進津液循環
生薑	溫熱脾胃、將津液引導到表層

半夏厚朴湯用來治療神經症中的不安症、神經性胃炎、咽喉異物感等症狀，其中能紓解凝固的津液，以促進津液流動的半夏，以及厚朴都是君藥，最適合用來治療同時有濕與氣滯的病態。

津液的生藥有補充津液不足的滋陰藥 以及排出多餘津液的利濕藥

熱藥

與熱作用有關的是「熱藥」，其中當熱減少時，用來增加熱的是溫陽藥，當熱過剩時，用來冷卻熱的是清熱藥，不過兩者的目的都不單純只是在提高體溫或降低體溫。

主要關鍵字 熱 溫陽藥 清熱藥 附子 細辛 黃芩 黃連 黃柏

增加熱以活化臟腑功能的溫陽藥

能對**熱**過少或過多的狀態，發揮應有作用的是熱藥，有能增加熱的**溫陽藥**，以及能冷卻熱的**清熱藥**。

熱是臟腑活動的來源，所以當各臟腑功能低下時，根本性原因有可能是熱不足，此時使用溫陽藥治療，不僅能提高體溫，也能供給身體熱，進而活化各臟腑的功能。

溫陽藥還具有幫助生成**氣、血、津液**的作用，因此也被用來治療氣不足的**氣虛**、血不足的**血虛**、津液不足的**陰虛**。不僅如此，由於熱同時是讓氣、血、津液循環體內的原動力，所以因氣、血、津液循環不良而引起的**氣滯、血瘀、痰飲**等，也會使用溫陽藥來治療。此外，熱還具有減緩疼痛的作用，所以溫陽藥有時也被當成鎮痛藥使用。

就**四氣**的分類來說，溫陽藥具有**熱性**與**溫性**的性質；若就**五味**的分類來說，以擁有**辛味**的作用居多。平常只要我們吃辛辣食物，身體就會變熱，從這一點來看，不難理解溫陽藥以具有辛味的**生藥**居多。被歸類為溫陽藥的主要生藥，有**附子、細辛**等，常被做為**麻黃附子細辛湯**的配方，以治療感冒等症狀。

冷卻熱以減緩發炎症狀的清熱藥

雖然清熱藥能冷卻熱，但使用清熱藥的目的，並不像西醫的退燒藥般，只單純為了降低體溫，而是同時要減緩發炎症狀，並抑制脈搏過快、血壓過高等功能發揮過度的狀態。

就四氣的分類來說，清熱藥具有**寒性**與**涼性**的性質，而就五味的分類來說，以擁有**苦味**的作用居多。

由於清熱藥能抑制過度發揮的功能，如果使用不當，有可能連正常的功能都被抑制下來，所以要長期服用時，或抵抗力較差的兒童、銀髮族要服用時，都必須特別小心。

此外，清熱藥裡不同的生藥，所作用的臟腑也會不同，使用前一定要確實理解，究竟要冷卻哪個臟腑的熱。例如在清熱藥的代表性生藥中，**黃連解毒湯**中的**黃芩**，能冷卻**肺**和**大腸、小腸、脾、胃**的熱，**黃連**能冷卻**心、肝、膽**的熱，**黃柏**能冷卻**腎、膀胱**的熱。

能增加熱的溫陽藥

主要的溫陽藥與作用

生藥名	四氣	五味
桂枝	溫	甘、辛
吳茱萸	熱	苦、辛
細辛	溫	辛
杜仲	溫	甘、偏辛
附子	熱	辛

溫陽藥因為具有增加熱的作用，所以都擁有溫性、熱性的性質，而就五味的分類來說，以辛味居多，所以又具有促進氣與血循環的作用。

以溫陽藥為主的處方例
麻黃附子細辛湯

構成的生藥	作用
麻黃	促進熱的循環
附子	補充熱
細辛	補充表層的熱

用來治療感冒與支氣管炎等症狀的麻黃附子細辛湯，其中的附子與細辛能補充熱，麻黃能促進熱的循環。這是用來改善生命力低下、冰冷情形較強的腎陽虛所設，是甚具代表性的處方箋。

能冷卻熱的清熱藥

主要的清熱藥與作用

生藥名	四氣	五味
黃芩	寒	苦
黃柏	寒	苦
黃連	寒	苦
石膏	寒	甘、辛
龍膽	寒	苦
連翹	涼	苦

由於清熱藥具有冷卻熱的作用，所以都是寒性、涼性生藥。若就五味來分類，以苦味居多，能去除多餘的熱及水分。

以清熱藥為主的處方例
黃連解毒湯

構成的生藥	作用
黃芩	去除上焦（肺、大腸、小腸、脾、胃）的熱
黃連	去除中焦（心、肝、膽）的熱
黃柏	去除下焦（腎、膀胱）的熱
山梔子	促進熱的循環並轉為尿液排泄出去

黃連解毒湯適合容易頭暈且臉色較紅的人服用，也常被用來治療失眠與神經症、更年期障礙等。藥方中的黃芩、黃連、黃柏，能各自對不同的臟腑發揮功能，以冷卻全身的熱。

熱的生藥有增加熱的溫陽藥，以及冷卻熱進而抑制功能的清熱藥

主要漢方處方一覽表

在此介紹臨床裡經常使用的 **60** 種處方。除說明構成的生藥與有效的症狀外，也會說明能對氣、血、津液、熱、腎、脾、肝、肺、心的哪個部分發揮作用，相信能成為大家更深入理解漢方藥的有效參考。

下表為日本國內流通的濃縮劑處方內容，白朮與蒼朮等生藥，會因製藥公司的看法不同而採用不同的生藥，若二種皆有採用，則以（）標示。此外，只有特定製藥公司使用的生藥，會標示在最後的〔〕內。

※ 審訂注：下列處方中的蒼朮，在古代常與白朮混用，而後代臨床應用上，胃腸藥多用白朮，如：六君子湯、補中益氣湯；蒼朮因兼有發汗除濕之效，多用於風濕關節疾患，如：疏經活血湯。

處方名	組成	適應症、效能	作用分類
乙字湯	當歸、柴胡、黃芩、甘草、升麻、大黃	痔痛、出血、脫肛、陰部搔癢症	氣 熱
九味檳榔湯	檳榔子、厚朴、桂皮、橘皮、蘇葉、甘草、生薑、木香、大黃	腳氣、腓腸肌痛、神經痛等	氣 津液 脾
人參湯	人參、白朮（蒼朮）、甘草、乾薑	因腸胃虛弱體質而容易疲勞、胃痛、嘔吐、腹瀉等	脾
人參養榮湯	地黃、當歸、白朮、茯苓、人參、桂皮、白芍、陳皮、遠志、黃耆、五味子、甘草	肺結核等慢性疾病、病後衰弱造成的倦怠感、失眠、健忘、咳嗽	氣 血 脾 心
八味丸	地黃、山茱萸、山藥、澤瀉、茯苓、牡丹皮、附子、桂皮	老化等造成的體力低下、腹痛、浮腫等腎陽虛症狀	熱 胃
十全大補湯	黃耆、桂皮、地黃、芍藥、當歸、川芎、人參、白朮（蒼朮）、茯苓、甘草	因慢性疾病、病後、術後造成的體力衰弱	血 脾 心
十味敗毒湯	柴胡、桔梗、防風（濱防風）、川芎、櫻皮（樸樕）、茯苓、獨活、荊芥、甘草、生薑	皮膚化膿症、濕疹等	津液 肺
大防風湯	當歸、白芍、地黃、黃耆、防風、杜仲、蒼朮（白朮）、川芎、人參、羌活、牛膝、甘草、大棗、生薑、附子	因慢性化風濕症、運動麻痺而造成的下肢萎縮與疼痛	血 脾 腎
大建中湯	山椒、乾薑、人參、膠飴	腸蠕動不穩症、腸阻塞（腸閉塞）等造成的腹痛	熱 脾

處方名	組成	適應症、效能	作用分類
大柴胡湯	柴胡、半夏、黃芩、芍藥、大棗、枳實、生薑、大黃	熱病持久不退、往來寒熱（交替出現惡寒與發燒）、胸脅苦滿（胸部與側腹感覺沉重且脹痛）等	氣 熱 肝
女神散	當歸、川芎、桂枝、蒼朮、黃芩、香附子、檳榔子、木香、黃連、人參、甘草、大黃、丁香	更年期障礙、神經症中的不安症、歇斯底里等被稱為血道症的症狀	氣 熱 血
小青龍湯	麻黃、芍藥、乾薑、甘草、桂皮、細辛、五味子、半夏	因支氣管氣喘、過敏性鼻炎等而分泌物多時	津液
小柴胡湯	柴胡、半夏、黃芩、人參、大棗、甘草、生薑	熱性疾病持久不退、弛張熱（體溫在一天內相差一度以上）、胸脅苦滿（胸部與側腹感覺沉重且脹痛）等	氣 熱 肝
六君子湯	人參、茯苓、白朮（蒼朮）、半夏、陳皮、大棗、甘草、生薑	因腸胃虛弱體質而消化不良、食慾不振、倦怠感等	氣 脾
六味丸	地黃、山茱萸、山藥、牡丹皮、澤瀉、茯苓	糖尿病、老化等造成的體力低下、口渴、排尿異常等腎陰虛症狀	津液 腎
加味逍遙散	柴胡、芍藥、白朮（蒼朮）、當歸、茯苓、山梔子、牡丹皮、甘草、生薑、薄荷	因更年期障礙、慢性肝炎而出現的頭暈與神經症狀	氣 肝
加味歸脾湯	黃耆、當歸、山梔子、人參、白朮（蒼朮）、茯苓、酸棗仁、龍眼肉、柴胡、遠志、大棗、甘草、木香、生薑	貧血、腸胃虛弱、失眠、盜汗（晚上睡著後發汗，醒來就停止的症狀）、健忘症	氣 脾 心
半夏白朮天麻湯	半夏、陳皮、天麻、人參、白朮、茯苓、生薑、澤瀉、麥芽、黃柏、〔神麴、蒼朮、乾薑〕	梅尼爾氏症等虛弱體質者常見的眩暈與頭痛	津液 脾
半夏厚朴湯	半夏、茯苓、厚朴、生薑、蘇葉	咽喉頭異常感、噁心、嘔吐、咳嗽、氣鬱症等	氣 津液

※【處方名】漢方藥的名稱。【組成】構成漢方藥的生藥。【適應症、效能】主治的症狀。【作用分類】能調整或發揮作用的部分，例如對「熱」有調整作用，包括調整熱過剩或熱不足。

處方名	組成	適應症、效能	作用分類
半夏瀉心湯	半夏、黃芩、人參、乾薑、大棗、甘草、黃連	因急性腸胃炎而噁心、嘔吐、腹瀉、心下部異物感	熱脾心
甘麥大棗湯	甘草、大棗、小麥	歇斯底里、夜哭、神經衰弱等	津液脾心
安中散	桂皮、延胡索、牡蠣、茴香、縮砂、甘草、良薑	因急性、慢性胃炎造成冰冷而惡化的胃痛、火燒心、胃酸過多	氣
抑肝散加陳皮半夏	茯苓、白朮（蒼朮）、當歸、川芎、釣藤鉤、柴胡、甘草、陳皮、半夏	氣滯造成的肩膀僵硬痠痛、頭痛、失眠、高血壓等	肝
芎歸調血飲	當歸、川芎、地黃、白朮、茯苓、陳皮、烏藥、香附子、牡丹皮、益母草、大棗、乾薑、生薑、甘草	產後要恢復體力、月經不順、血道症等	氣血
辛夷清肺湯	辛夷、枇杷葉、知母、百合、黃芩、山梔子、麥門冬、石膏、升麻	因蓄膿症、慢性鼻炎而出現的膿性鼻漏、鼻塞等症狀	熱津液肺
防己黃耆湯	防己、黃耆、白朮（蒼朮）、大棗、甘草、生薑	因退化性膝關節炎等造成的關節水腫或浮腫、肥胖、多汗症	津液脾
防風通聖散	當歸、川芎、白芍、山梔子、連翹、薄荷、生薑、荊芥、防風、麻黃、白朮（蒼朮）、桔梗、黃芩、甘草、石膏、滑石、大黃、芒硝	伴隨肥胖體質的高血壓與腦中風、皮膚病、便秘等臟毒證體質	熱津液
苓桂朮甘湯	茯苓、桂皮、白朮（蒼朮）、甘草	痰飲停滯在胃裡造成的眩暈、搖晃感、喘不過氣等	津液
香蘇散	香附子、蘇葉、甘草、陳皮、生薑	腸胃型感冒、不舒服、蕁麻疹等	氣
柴胡加龍骨牡蠣湯	柴胡、半夏、茯苓、桂皮、黃芩、大棗、生薑、人參、龍骨、牡蠣、〔大黃〕	神經症、失眠、高血壓等造成的不安、亢奮、焦躁感等	心

處方名	組成	適應症、效能	作用分類
柴胡清肝湯	柴胡、當歸、芍藥、川芎、地黃、連翹、桔梗、牛蒡子、栝樓根、薄荷、黃連、黃芩、黃柏、山梔子、甘草	要改善兒童的腺病性體質、扁桃腺、腺樣體肥大（咽喉扁桃腺呈病態肥大的狀態）、濕疹等體質時	熱血肺
桂枝加朮附湯	桂皮、芍藥、大棗、生薑、甘草、蒼朮、附子	半身不遂、關節痛、神經痛、肌肉痛等	熱心腎
桂枝茯苓丸	桂皮、茯苓、牡丹皮、桃仁、芍藥	月經不順、子宮肌瘤、更年期障礙等	血津液
桂枝湯	桂皮、芍藥、大棗、生薑、甘草	虛弱體質者因感冒而出現自汗（無關寒冷，只要稍微動一下就會自然出汗）時	肺
桃核承氣湯	桃仁、桂皮、大黃、芒硝、甘草	血瘀中的頭昏、頭痛、精神不安、月經障礙等	血
消風散	當歸、地黃、石膏、防風、蒼朮、牛蒡子、木通、蟬退、苦參、荊芥、知母、胡麻、甘草	濕疹、蕁麻疹、皮膚搔癢症等	熱血肺
真武湯	茯苓、芍藥、生薑、白朮（蒼朮）、附子	體力低下、腹瀉、浮腫、腹痛、手腳冰冷等	熱津液脾腎
神祕湯	麻黃、杏仁、厚朴、陳皮、甘草、柴胡、蘇葉	主訴呼吸困難還伴隨神經症的氣喘	氣肺
茵陳五苓散	茵陳蒿、澤瀉、豬苓、茯苓、蒼朮、桂皮	因急性肝炎與膽囊炎而出現的黃疸、腹脹感、排尿減少	熱津液
荊芥連翹湯	當歸、芍藥、川芎、地黃、黃連、黃芩、黃柏、山梔子、連翹、荊芥、防風、薄荷、枳殼、甘草、白芷、桔梗、柴胡	青年期常見的中耳炎、蓄膿、扁桃腺炎等解毒證體質．	熱肺

※【處方名】漢方藥的名稱。【組成】構成漢方藥的生藥。【適應症、效能】主治的症狀。【作用分類】能調整或發揮作用的部分，例如對「熱」有調整作用，包括調整熱過剩或熱不足。

處方名	組成	適應症、效能	作用分類
參蘇飲	人參、茯苓、蘇葉、半夏、大棗、枳實、桔梗、陳皮、葛根、前胡、生薑、木香、甘草	銀髮族、兒童、腸胃虛弱者因感冒而出現咳嗽、咳痰時	肺脾
清上防風湯	黃芩、川芎、防風、連翹、白芷、桔梗、山梔子、荊芥、黃連、枳實、薄荷、甘草	痤瘡（青春痘）等出現在臉部的皮膚炎	熱肺
疏經活血湯	白芍、當歸、川芎、地黃、桃仁、蒼朮、茯苓、牛膝、陳皮、防己、防風、龍膽、威靈仙、羌活、白芷、甘草、生薑	坐骨神經痛、多發性關節炎等肌肉與關節的疼痛、發麻感等	血津液
鉤藤散	鉤藤、石膏、陳皮、麥門冬、半夏、茯苓、人參、防風、菊花、甘草、生薑	高血壓與神經症等造成的頭痛、眩暈、肩膀僵硬痠痛等	熱心
麥門冬湯	麥門冬、半夏、粳米、大棗、人參、甘草	上呼吸道發炎、支氣管炎中痰較少的痙攣性咳嗽	氣津液肺
麻杏甘石湯	麻黃、杏仁、甘草、石膏	支氣管炎、支氣管氣喘等造成的咳嗽、氣喘發作等	肺
麻黃附子細辛湯	麻黃、附子、細辛	惡寒較強的感冒症狀、過敏性鼻炎、神經痛等	熱肺腎
麻黃湯	麻黃、杏仁、桂皮、甘草	感冒等造成的發燒、頭痛、身體痛、氣喘、鼻炎症狀	肺
滋陰降火湯	芍藥、當歸、地黃、生地黃、天門冬、麥門冬、蒼朮、陳皮、黃柏、知母、甘草	慢性呼吸器官疾病、乾咳、便秘	津液肺心腎
越婢加朮湯	麻黃、石膏、大棗、甘草、生薑、蒼朮	因腎炎引發的浮腫、關節炎、濕疹等	熱津液肺
黃連解毒湯	黃連、黃柏、黃芩、山梔子	頭暈、失眠、亢奮等引起的精神症狀、鼻血、口腔炎、胃炎等熱證症狀	熱心

處方名	組成	適應症、效能	作用分類
溫經湯	半夏、麥門冬、當歸、川芎、芍藥、人參、桂皮、阿膠、牡丹皮、甘草、生薑、吳茱萸	月經不順、生殖器不正常出血、不孕症、下半身冰冷、主婦濕疹（因做家事經常碰水導致的手濕疹）等	血 肝
當歸四逆加吳茱萸生薑湯	當歸、桂皮、芍藥、木通、細辛、甘草、大棗、吳茱萸、生薑	手腳冰冷、冰冷造成的腹痛、腰痛、腹瀉、嘔吐	熱 血
當歸芍藥散	當歸、川芎、芍藥、茯苓、白朮（蒼朮）、澤瀉	懷孕中的婦女腹痛等主訴女性虛弱體質與貧血等諸症狀	血 津液
當歸飲子	當歸、地黃、白芍、川芎、防風、蒺藜子、何首烏、黃耆、荊芥、甘草	乾燥性的皮膚搔癢症、濕疹等	血
葛根湯	葛根、麻黃、大棗、桂皮、芍藥、甘草、生薑	感冒症狀、肩膀僵硬痠痛、鼻炎、化膿症初期	肺
補中益氣湯	黃耆、人參、白朮（蒼朮）、當歸、柴胡、陳皮、大棗、甘草、升麻、生薑	全身疲勞、四肢倦怠感、腸胃虛弱、內臟下垂等氣虛的治療	氣 脾
酸棗仁湯	酸棗仁、知母、川芎、茯苓、甘草	失眠與嗜睡（異常想睡）、多夢、盜汗（晚上睡著後發汗，醒來就停止的症狀）、神經症中的不安症等	血 心
豬苓湯	豬苓、茯苓、滑石、澤瀉、阿膠	伴隨尿路發炎而出現的排尿障礙	熱 津液
龍膽瀉肝湯	龍膽、當歸、地黃、黃芩、山梔子、木通、澤瀉、車前子、〔黃連、黃柏、芍藥、川芎、連翹、薄荷、防風〕	成人的解毒證體質、膀胱炎、陰道炎、陰部濕疹等下焦的濕熱症狀	津液 肝 心

※【處方名】漢方藥的名稱。【組成】構成漢方藥的生藥。【適應症、效能】主治的症狀。【作用分類】能調整或發揮作用的部分，例如對「熱」有調整作用，包括調整熱過剩或熱不足。

代表性生藥一覽表

在此附上照片，介紹 **60** 種構成漢方藥的代表性生藥。除說明各生藥的效能，以及對氣、血、津液、熱、腎、脾、肝、肺、心的作用分類外，也會刊載原料，就會發現其實常見於日常的食材裡。

生藥名	原料	效能	作用分類
人參	五加科多年生草本植物人參的根	具有促進蛋白質與 DNA 及脂質合成、抗疲勞及壓力、強壯、降壓（降血壓）、降血糖等作用，也用來治療疲勞、衰弱、體力低下、消化不良等。	氣脾心
大棗	鼠李科落葉灌木棗的半熟果實	具有抗過敏、抗潰瘍、抗壓力等作用。	氣肝脾
大黃	蓼科多年生草本植物大黃類的根莖	具有抗菌、抗炎症等作用，以及通便效能，也用來治療跌打損傷、月經異常等血瘀症狀。	血脾心
小麥	禾本科越年生草本植物小麥的種子或粉	具有安神（穩定精神）、止汗、止渴（止喉嚨渴）等效能，用來治療歇斯底里和發燒造成的痛苦、糖尿病、腹瀉、盜汗（病態的夜晚出汗）、自汗（莫名其妙出汗）等。	心
山茱萸	山茱萸科山茱萸的成熟果肉	具有抗糖尿病、免疫賦活（活化身體免疫功能）等作用，也用來治療頻尿等。	肝
山梔子	茜草科常綠灌木梔子的果實	具有利膽（促進膽囊運作）、鎮靜、降壓（降血壓）、抗真菌、鎮痛等作用，也用來治療黃疸。	肝脾心腎
山藥	薯蕷科多年蔓生草本植物野山藥或家山藥的根莖	能補肺、補腎，也用來治療腹瀉和咳嗽、糖尿病、改善腸胃虛弱與體力低下。	氣津液肺
川芎	繖形科多年生草本植物川芎的根莖	具有鎮痙（抑制痙攣）、鎮痛、鎮靜、降壓（降血壓）、血管擴張等作用，也用來治療頭痛與經痛等。	血熱肝
牛膝	莧科多年生草本植物牛膝的根	具有子宮收縮、抑制腸道、降壓（降血壓）、止痛等作用，以及活血（促進血循環）效能，也用來治療婦科疾病與關節痛等。	血肝腎

生藥名	原料	效能	作用分類
半夏	天南星科多年生草本植物半夏的球莖	具有鎮吐（止吐）、鎮咳（止咳）、唾液分泌亢進、促進腸道內輸送等作用，也用來治療消化不良。	津液 肺 脾
甘草	豆科多年生草本植物甘草或同屬植物的根及根莖	具有類固醇樣作用、抗炎症、抗潰瘍、鎮咳（止咳）、止痛等作用，也廣被用來改善肝功能。	氣
生薑	薑科多年生草本植物薑的根莖	具有解熱、鎮痛、鎮咳（止咳）、鎮吐（止吐）、解毒作用。	熱
白朮	菊科多年生草本植物白朮的根莖	具有促進胃液分泌、利尿、降低血糖、抗潰瘍、抗炎症等作用，以及利水（代謝掉囤積在體內的過剩水分）效能，也用來治療腹瀉。	氣 脾
石膏	天然硫酸鹽類礦物石膏的礦石	具有解熱、止渴（止喉嚨渴）、利尿、清熱（冷卻體內的熱）等作用。	熱 肺 脾
地黃	玄參科多年生草本植物地黃的根	具有降血糖、利尿、緩下（促進排便）等作用。	津液 肝 心 腎
何首烏	蓼科多年生草本植物何首烏的塊根	具有降低膽固醇、降壓（降血壓）、抗菌、促進腸蠕動、強壯等作用，以及補血（補充血）等效能，是讓頭髮烏黑的代表性生藥。	血 肝
吳茱萸	芸香科落葉灌木吳茱萸即將成熟前的未成熟果實	具有驅蟲（殺死寄生蟲）、抗菌、鎮痛、健胃（提高胃功能）、止痛等作用，也用來治療噁心。	熱 肝 脾
杏仁	薔薇科落葉喬木杏的種子（仁），是剝開硬殼而取出	具有鎮咳（止咳）和去痰（去除痰）作用，也用來治療氣喘、喉痺（咽喉腫閉）、便秘等。	肺
杜仲	杜仲科落葉喬木杜仲的樹皮	具有降壓（降血壓）、利尿、抑制中樞神經等作用，能補肝、補腎、強化腰與膝蓋筋骨、預防流產。	熱 肝 腎
牡丹皮	毛茛科落葉喬木牡丹的根皮	具有抗炎症、抑制血小板凝固、抗菌、鎮痛、抗過敏等作用，以及活血（促進血循環）、清熱（冷卻體內的熱）等效能。	血 肝 心

※【生藥名】生藥的名稱。　【原料】構成生藥的動、植、礦物名。
　【效能】主要效用等。　【作用分類】能發揮作用的部分。

生藥名	原料	效能	作用分類
牡蠣	牡蠣科動物牡蠣等的貝殼	具有免疫增強活性作用，能讓人冷靜下來，也對不安、心悸、失眠等神經症中的不安症、煩躁等引起的興奮症狀都很有效。	肝心
芍藥	芍藥科多年生草本植物芍藥的根	分為紅芍與白芍，紅芍具有活血（促進血循環）、清熱（冷卻體內的熱）等作用，白芍具有補血（補充血）、止痛等作用。	血心
辛夷	木蘭科落葉灌木、木蘭、白木蘭、望春花、柳葉木蘭的乾燥花蕾	具有消炎（消除發炎）、抗真菌、降壓（降血壓）等作用，也用來治療鼻炎和鼻蓄膿等引起的鼻塞。	熱肺
防己	防己科防己的莖或根莖	具有鎮痛、抗炎症等作用，以及利水（代謝掉囤積在體內的過剩水分）效能。	津液
延胡索	罌粟科多年生草本植物延胡索或東北延胡索、山延胡索等同屬植物的塊根	具有麻痺、鎮靜、鎮痛、止痛等作用，用來治療胸痛、腹痛等。	血
附子	毛茛科多年生草本植物烏頭的子根	具有鎮痛、強心、血管擴張等作用，也用來治療寒冷造成的症狀和功能異常，以及腹部冰冷造成的疼痛、腹瀉。	熱心腎
厚朴	木蘭科落葉喬木植物厚朴或凹葉厚朴的樹皮	具有鎮痛、抗痙攣、肌肉鬆弛等作用，也用來治療腹部膨脹感。	氣脾
枳實	芸香科酸橙與甜橙等柑橘類的未成熟果實	具有抑制腸胃非生理性收縮、促進蠕動以調整腸胃律動、抗炎症、抗過敏等作用，也用來治療胸腹滿悶、疼痛等。	氣肝脾
枸杞子	茄科落葉灌木枸杞的成熟果實	具有降壓（降血壓）、抗脂肪肝等作用，也用來治療補肝、補腎、補血、視力低下等。	津液肝腎
紅花	菊科二年生草本植物紅花的乾燥管狀花	具有降低血壓、免疫賦活（活化身體免疫功能）、抗炎症等作用，以及活血（促進血循環）效能，也用來治療血瘀造成的疼痛。	血肝

生藥名	原料	效能	作用分類
柴胡	繖形科多年生草本植物柴胡的根	具有解熱、抗炎症、抗過敏、改善肝障礙、抗潰瘍、抗壓力等作用，也用來治療長期發燒與季肋部（心窩）的不快感。	肺肝
桂枝	樟科常綠喬木植物肉桂的嫩枝	具有促進血流、鎮靜、解熱、抗菌、利尿等作用。	熱肝心腎
桃仁	薔薇科落葉小喬木桃或山桃核裡的種子	具有抗炎症、鎮痛、抑制血小板凝固、活化具有溶解凝固血栓功能的線溶系等作用，以及活血（促進血循環）效能，也用來治療月經障礙與下腹部痛等。	血肝
桔梗	桔梗科多年生草本植物桔梗的根	具有鎮痛、鎮咳（止咳）、去痰（去除痰）、抗炎症、解熱、排膿（排出膿）等作用，也用來治療咽喉腫痛。	肺
茯苓	多孔菌科真菌茯苓的菌核	具有利尿、抗潰瘍、降低血糖、抑制血液凝固、增強免疫等作用，也用來治療心悸等。	津液脾
荊芥	唇形科一年生草本植物荊芥的花穗或地上部分	具有鎮痛、抗炎症、抗結核菌等作用，也用來治療發燒等。	熱脾
細辛	馬兜鈴科多年生草本植物細辛、日本通常使用根或根莖	具有解表（讓血管擴張來排汗，以去除表現在體表的症狀）、去痰（去除痰）、止痛等作用，也用來治療感冒和氣喘、頭痛、鼻炎、牙痛、神經痛等。	熱肺
連翹	木犀科落葉灌木連翹的果實	具有抗菌、強心利尿等作用，以及解毒和消腫效能，用來治療熱性疾病與瘰癧（頸部淋巴結核）、化膿性疾患。	熱肝脾
鉤藤	茜草科鉤藤的帶鉤莖枝	具有鎮靜、降壓（降血壓）、血管擴張等作用，也用來治療精神上的亢奮狀態。	肝
陳皮	芸香科溫州蜜柑的果皮	具有健胃（提高胃功能）、促進蠕動、鎮靜、抗炎症等作用，也用來治療消化不良與食慾不振。	氣肺脾

※【生藥名】生藥的名稱。　【原料】構成生藥的動、植、礦物名。
　【效能】主要效用等。　【作用分類】能發揮作用的部分。

生藥名	原料	效能	作用分類
麥門冬	百合科多年生草本植物麥冬的塊根	具有抗炎症、去痰（去除痰）、降血糖等作用，用來治療乾燥性、熱性咳嗽、因熱病與體質引起的陰虛（脫水）症狀。	津液 肺 心
麻子仁	桑科一年生草本植物大麻的種子	具有促進排便的作用。	脾
麻黃	麻黃科常綠小灌木草麻黃或木賊麻黃等的地上莖	具有中樞神經興奮、鎮咳（止咳）、發汗、交感神經興奮、抗炎症、抗過敏、發汗等作用，也用來治療浮腫。	熱 肺
菊花	菊科的菊花頭狀花序	具有解表（讓血管擴張來排汗，以去除表現在體表的症狀）、平肝（改善肝功能亢進狀態）、明目（改善視力）等效能，用來治療頭痛、眩暈、眼睛充血、視力低下、化膿性炎症等。	肺 肝
黃芩	唇形科多年生草本植物黃芩或同屬植物的根	具有利膽（促進膽囊運作）、抗炎症、抗過敏、降壓（降血壓）、利尿、鎮靜等作用，也用來治療噁心和腹瀉。	熱 肺 肝 脾 心
黃柏	芸香科落葉喬木黃蘗的樹皮	具有抗菌、抗炎症、降壓（降血壓）、健胃（提高胃功能）等作用，也用來治療腹瀉等。	熱 心 腎
黃耆	豆科多年生草本植物膜莢黃耆或內蒙黃耆等的根	具有利尿、強壯、降壓（降血壓）、末梢血管擴張、抗過敏等作用，以及利水（代謝掉囤積在體內的過剩水分）效能，用來治療浮腫、盜汗（病態的夜晚出汗）、自汗（莫名其妙出汗）、皮膚化膿症等。	氣 肺 脾 心
黃連	毛茛科常綠多年生草本植物黃連的根莖	具有鎮靜、抗潰瘍、抗炎症、抗菌等作用。	熱 肝 脾 心
當歸	繖形科多年生草本植物當歸的根	具有鎮痛、消炎（消除發炎）等作用，以及補血（補充血）、活血（促進血循環）等效能，用來治療月經不順、皮膚化膿症等，多為婦科的主藥。	血 熱 肝 心
葛根	豆科多年生落葉藤本植物葛的根	具有解熱、鎮痙（抑制痙攣）、降壓（降血壓）、消化道運動亢進等作用。	肺 脾

生藥名	原料	效能	作用分類
遠志	遠志科多年生草本植物遠志的根	具有去痰（去除痰）、抗浮腫、利尿等作用，也用來治療健忘、失眠等。	心
酸棗仁	鼠李科落葉灌木酸棗的成熟種子	具有鎮靜、催眠、鎮痛、抗痙攣、抗壓力等作用，自古就被當成安眠藥使用。	心
豬苓	多孔菌科真菌豬苓的乾燥菌核	具有利尿、抗菌、抗腫瘤等作用。	津液 心
澤瀉	澤瀉科多年生草本植物澤瀉的塊莖	具有利尿、降低膽固醇、降低血糖等作用，也用來治療口渴等症狀。	津液 心
龍骨	新生代鹿類、犀牛類、象類、與長毛象等古代大型哺乳動物的化石	具有鎮靜作用，以及安神（穩定精神）、平肝（改善肝功能亢進狀態）等效能，用來治療癲癇、神經症、失眠、盜汗（病態的夜晚出汗）、遺精（精液自行漏出）、出血、腹瀉等。	肝 心
龍膽	龍膽科多年生草本植物龍膽等的根及根莖	具有促進胃液分泌與腸道運動、抗菌、抗炎症等作用，也用來治療性病及眼睛充血。	熱 肝
薄荷	唇形科多年生草本植物薄荷的全草	具有解表（讓血管擴張來排汗，以去除表現在體表的症狀）作用，用來治療感冒、頭痛、咽喉痛、牙痛、麻疹、皮膚搔癢症等，也能改善自律神經失調。	肺 肝
薏苡仁	禾本科一年生草本植物薏苡的種子	具有抗腫瘤作用，以及利水（代謝掉囤積在體內的過剩水分）、排膿（排出膿）、清熱（冷卻體內的熱）等效能。	津液 脾
檳榔子	棕櫚科常綠喬木檳榔的種子	具有驅蟲（殺死寄生蟲）、消積（消除胃的膨脹感）、理氣（促進氣循環）等效能，也用來治療消化不良、腹痛、便秘等。	氣
蘇葉	唇形科一年生草本植物紫蘇或皺紫蘇的葉	具有抗菌、解熱、鎮靜等作用，也用來改善胸塞。	熱 肺

※【生藥名】生藥的名稱。　【原料】構成生藥的動、植、礦物名。
　【效能】主要效用等。　【作用分類】能發揮作用的部分。

關於藥膳

有些食材對身體具有類似漢方藥的作用，攝取這些食材的飲食，就稱為「藥膳」。食材與生藥同樣能依作用分類，並依體質不同，適合攝取的食材也會不同。

主要關鍵字 藥膳 四氣 五味 寒性 涼性 溫性 熱性 平性 酸味 苦味 甘味 辛味 鹹味

藥膳是指以近似生藥作用的食材做為飲食

如同中文「藥食同源」一詞所指般，中醫也認為食材具有和生藥相同的藥效，以及**四氣**和**五味**，所以應將食材視同生藥來思考。只要將這個思考方式融入飲食裡，就能改善未病，打造出不易生病的身體來，這種飲食與調理法就稱為「**藥膳**」。

中醫不只重視利用**漢方藥**來治療疾病，也很重視改善會引發疾病的生活習慣，尤其重視飲食，因為不論如何使用漢方藥來治療，若飲食內容不適合身體狀態，就很難真正改善疾病或症狀，甚至導致反效果，所以必須正確利用食材屬性，而以飲食養生法為主的藥膳，才是理想的飲食。

經常被用在生藥裡的食材有杏仁、山藥、薑、紫蘇葉、牛蒡等，但並非所有人只要吃這些食材就能得到健康，因為食材也與漢方藥一樣，必須依據每個人不同的身體狀態和體質，加入飲食裡攝取才行。

利用食材具有的四氣與五味性質

藥膳認為食材與**生藥**一樣，擁有四氣與五味的性質。四氣是將食材分類為能溫熱身體或冷卻身體的作用，其中能冷卻身體，具有**寒性、涼性**性質的食材，適合熱過剩的**血虛、陰虛、氣滯、濕熱**等體質攝取，多為夏季採收的果實和蔬菜，能有效冷卻在這個季節裡容易變熱的身體，其中有些食材加熱調理後，能讓性質更穩定。

能溫熱身體，具有**溫性、熱性**性質的食材，適合熱不足的**脾虛、腎陽虛、濕痰、血瘀**體質的人攝取，也適合身體容易冰冷的冬季裡攝取。至於既不會冷卻身體，也不會溫熱身體，不具有四氣中任何一種性質的食材，就稱為「**平性**食材」。

此外還能以**五行**的思考方式，將食材分為五類，也就是**酸味、苦味、甘味、辛味、鹹味**等五味，而每一味又與**五臟**的運作有關，例如甘味食材能補**氣**和**血**，辛味能促進氣和血循環，每一味都有特定的作用。

雖然四氣和五味的思考方式與生藥相同，不過食材的作用並沒有生藥那麼強，儘管如此，只要意識食材的作用來攝取飲食，還是能打造不易生病的身體。

日常生活裡常被當做生藥使用的藥膳食材

食材名	生藥名	被加入配方的主要處方
杏子的種子	杏仁	神祕湯、麻黃湯、麻杏甘石湯
山藥的根莖	山藥	八味丸、六味丸
薑	生薑	溫經湯、越婢加朮湯、葛根湯、柴胡加龍骨牡蠣湯
棗的果實	大棗	甘麥大棗湯、補中益氣湯、六君子湯
紫蘇的葉	蘇葉	九味檳榔湯、香蘇散、參蘇飲、神祕湯
蜜柑的果皮	陳皮	芎歸調血飲、香蘇散、抑肝散加陳皮半夏
八角	大茴香	恩仙散
牛蒡的種子	牛蒡子	消風散
枸杞的果實	枸杞子	杞菊地黃丸

食材也如生藥般，可依四氣與五味來分類

四氣作用與食材例

四氣的分類	主要作用	食材例
寒性	冷卻身體	香蕉、番茄、羊栖菜、鮭魚
涼性	稍微冷卻身體	橘子、萵苣、小麥、豆腐
平性	不屬任何一邊	地瓜、豬肉、牛奶、高麗菜
溫性	稍微溫熱身體	蘋果、南瓜、牛肉、雞肉
熱性	溫熱身體	胡椒、山椒、辣椒

五味作用與食材例

五味的分類	主要作用	食材例
酸味	讓柔軟的東西變硬、防止漏出等收斂作用	檸檬、梅子、優格
苦味	減弱火勢、緩和因熱造成的咳嗽和胃痛、去除多餘水分	款冬、苦瓜
甘味	調整腸胃運作功能、補氣與補血、緩和腹痛與痙攣等急性症狀	米、蘋果、牛肉、高麗菜、竹筴魚
辛味	促進氣與血循環、促進發汗、止痛	大蒜、蔥、薑
鹹味	重鹹口味能滋潤乾燥、讓硬的東西變軟	昆布、海蜇皮、蛤蠣

> 如調合生藥般來思考食材藥效，
> 透過有效的飲食來幫助治療，就是藥膳

食材的作用

食材依作用可分為四氣和五味，而依作用而定，有適合攝取的體質與不適合攝取的體質，只要攝取適合體質的食材，就能改善症狀，若攝取不適合體質的食材，反而症狀可能惡化。

食材作用與體質類型別適性表

記號看法
○ ⇒ 適合的體質
X ⇒ 不適合的體質

摘自仙頭正四郎所著的《讀體術》（農文協出版）

四氣	分類	食材	五味	脾虛	腎陽虛	血虛	陰虛	氣滯	濕熱	血瘀	濕痰	主要作用
熱性	酒	蒸餾酒（加熱開水）	辛		○				X	○		適量攝取能溫熱身體、促進氣、血、津液循環、增進食慾
		蒸餾酒（直接喝）	辛		○		X	X	X	○		適量攝取能溫熱身體、促進氣、血、津液循環、增進食慾
		日本酒（熱）	辛甘	○	○				X	X	○	適量攝取能溫熱身體、促進氣、血、津液循環、增進食慾
	畜產物	羊肉	甘	○	○	○			X			溫熱身體、增加血、補腎、強精
		胡椒	辛	○	○	X	X	○	X	○		溫熱腸胃、穩定氣、促進血流
	油辛香料	辣椒	辛	○	○		X		X		○	溫熱身體、增進食慾、去除多餘水分、止痛、殺蟲作用
		山椒	辛	○	○		X	X	X		○	溫熱身體、去除多餘水分、止痛、殺蟲作用
		肉桂	辛甘	○	○	X	X			○		溫熱身體、提高消化、促進血流、止痛
溫性	水果類	松子	甘	○	○	○	○		X			強化腸胃、增加氣、滋潤皮膚與肺、補腎
		梅子	酸	○			○					保護津液、解除腹瀉與咳嗽及口渴、增進食慾、解毒殺菌作用
		桃子	甘酸	○	○	○	○	○	X	○		增加氣、促進血流、潤腸與喉嚨、鎮靜作用
		蘋果	甘酸	○			○				○	促進消化、調節津液來解除口渴、解除腹瀉與便秘及酒毒
		鳳梨	甘				○		X			解除口渴、促進消化、潤肺
		胡桃	甘鹹	X	○	○		X	X			補腎、溫熱肺、潤腸、強化腿腰
		覆盆子	酸甘	○	○	X		X			X	適量攝取能溫熱身體、促進氣、血、津液循環、增進食慾
		櫻桃	甘	○		○				○	○	促進消化、增加血、去濕、止痛
		杏子	辛苦甘		○		○		X			潤肺與腸、止咳化痰、溫熱身體
	魚貝類	青甘魚	甘酸	○		○			X			增加氣和血
		青花魚	甘	○		○			X	○		補氣和血、強化腸胃、預防腦血栓

四氣	分類	食材	五味	適合的體質、不適合的體質								主要作用
				脾虛	腎陽虛	血虛	陰虛	氣滯	濕熱	血瘀	濕痰	
溫性	魚貝類	竹筴魚	甘	○					X	○		增進食慾、預防腦血栓
		鮪魚	甘	○					X	○		增強體力、治療血尿及帶下、預防腦血栓
		沙丁魚	甘鹹	○	○					○		強化筋骨、促進腸胃運作、預防腦血栓
		蝦子	甘	○	○					○		補腎強精、強化腿腰、促進分泌母乳
	穀物類	南瓜	甘	○	○						○	強化腸胃、促進分泌母乳、去除多餘水分、解毒作用、驅蟲
		糙米	甘	X	○				X	○		溫熱身體、促進血流
		糯米	甘	○	○		○		X		X	溫熱以強化腸胃、保護津液、催乳作用
	酒	日本酒（冷酒）	辛甘		X							適量攝取能溫熱身體、促進氣、血、津液循環、增進食慾
		紅酒	辛酸甘	○	○			○		○		適量攝取能溫熱身體、促進氣、血、津液循環、增進食慾、殺菌作用
		白酒	辛酸甘		X			○				適量攝取能溫熱身體、促進氣、血、津液循環、增進食慾
		利口酒	辛甘	○	○			X	X	X	○	適量攝取能溫熱身體、促進氣、血、津液循環、增進食慾
		蒸餾酒（加冰塊）	辛	○	X				X	X		適量攝取能溫熱身體、促進氣、血、津液循環、增進食慾
	畜產物	牛肉	甘	○	○	○						增加氣與血、強化筋骨與腸胃
		雞肉	甘	○	○	○	○				○	溫熱腹部、調節水分代謝、增加血與氣、補腎強精
		雞肝	甘	○	○	○				○		增加血、促進眼睛運作、補腎強精
		豬肝	甘苦			○					○	增加血、去除多餘水分
	蔬菜類	蔥	辛	○	○			X		X	○	促進消化、排汗、解除冰冷造成的腹痛、促進分泌母乳
		大蒜	辛	○	○			X	X	X	○	殺菌作用、提高免疫力、溫熱身體、強化腸胃、擴張末梢血管
		韭菜	辛	○	○					X	○	溫熱腸胃來調節運作、促進血循環、補腎陽
		荷蘭芹	辛	○	○	○		X			○	發汗發散作用、刺激胃、促進消化吸收、解除肉與魚的毒、增加血
		大頭菜	苦辛甘	○	○						○	溫熱腸胃來止痛、排出多餘水分、止咳
		蕗蕎	辛	○	○			X	○			促進氣循環、強化腸胃、溫熱身體
		款冬	苦				○					止咳、去痰、強化胃、解除魚毒
		紅蘿蔔	甘辛	○	○	○	○					溫熱身體、滋潤身體、增加血、強化胃來消除胃的堵塞感
		青紫蘇	辛	○※1				X	○			中和魚貝類的毒、調整腸胃運作、促進氣循環、治療感冒和咳嗽

※1 適合少量攝取，不適合大量攝取

四氣	分類	食材	五味	適合的體質、不適合的體質								主要作用
				脾虛	腎陽虛	血虛	陰虛	氣滯	濕熱	血瘀	濕痰	
溫性	蔬菜類	薑	辛	○	○		X		X			溫熱腸胃以增進食慾、消除噁心、殺菌作用、治療感冒、解除冰冷造成的疼痛
		洋蔥	辛		○			○	○			降低血壓與膽固醇、殺菌作用、促進睡眠
	油調味料	醋	酸	○				○	X		X	抑制過度排泄尿與汗及腹瀉情形、穩定氣、解毒作用
		味噌	甘鹹									解毒作用、解除酒毒
		紅花油	辛			X		○		○		促進血循環、止痛
		菜籽油	辛			X			○	○		促進血循環、消除腫脹、降低膽固醇
平性	加工品	優格	酸	○			X					促進腸的運作、維持精神緊繃、殺菌作用
	水果類	栗子	甘鹹	○	○	○			X	○		適量攝取能強化腸胃、補腎、增加氣與血、促進血循環
		李子	甘酸			○				○		增加血、促進血循環
		銀杏	甘苦		○				X		X	治療頻尿夜尿、消除氣喘
		藍莓	甘酸	○						○		抑制腹瀉、抵禦感染、解毒作用、預防動脈硬化
		無花果	甘	○								強化胃、調整腸、促進排便、解毒作用
		檸檬	酸	○				○	○			消除疲勞、消除噁心、解除口渴、解除酒毒
		葡萄	甘酸	○		○					○	增加氣與血、去除多餘水分
	魚貝類	鮑魚	甘鹹		X			○			○	消除眼睛疲勞、去除多餘的熱、利尿作用
		章魚	甘	X	○	○			X	○		增加氣與血、強化筋骨、促進血循環
		扇貝	甘				○		X		X	增加津液、降低血壓
		鰹魚	甘	○	○	○			X			增加氣與血來強精、促進腸胃運作、強化筋骨
		香魚	甘	○							○	利尿作用、整腸作用
		鯛魚	甘	○	○	○			X		○	增加氣與血來強精、溫熱腸胃、消除水腫
		鯉魚	甘								○	消除水腫、促進分泌母乳
		秋刀魚	甘	○					X	○		強化胃來增進食慾、預防腦血栓
		海蜇皮	鹹	X	X	X	○	○		○		去除多餘的熱、潤腸、促進氣與血循環、降低血壓
		鰻魚	甘			○	○		X			滋養強壯、解除女性不正常出血、消除關節痛
		烏賊	甘鹹			○						增加血

四氣	分類	食材	五味	脾虛	腎陽虛	血虛	陰虛	氣滯	濕熱	血瘀	濕痰	主要作用
				適合的體質、不適合的體質								主要作用
平性	穀物類	地瓜	甘	O								強化腸胃、促進排便
		芝麻	甘		O	O	O		X			增加血、讓頭髮烏黑、潤腸
		百合根	甘				O	O	X			穩定精神、減輕失眠、解除乾咳
		紅豆	甘酸				X		O		O	利尿作用、消炎、解毒作用
		玉米	甘	O					O		O	增加氣力、停止出血、去除多餘水分、降低血壓
		糯米	甘	O								增加氣力、培養元氣
		大豆(毛豆)	甘	O	O						O	強化腸胃、補腎、去除多餘水分、催乳作用
		山藥	甘	O	O	O	O		X			補充不足的氣與血、充實氣力與體力、治療尿與精液及帶下等的漏出
		豌豆	甘	O				O		O	O	強化腸胃、去除多餘水分、促進血流、解除口渴、催乳作用
		馬鈴薯	甘	O								調整腸胃、促進排便、消炎止痛作用
		蠶豆	甘	O							O	強化腸胃、去除多餘水分、止血作用
		芋頭	甘									調整腸胃、促進排便、消炎止痛
	畜產物	牛奶	甘	O			O	O	X		X	強化胃、增加津液、解除口渴
		豬肉	甘鹹			O	O		X		X	增加血與津液以滋潤身體
		雞蛋(蛋白)	甘				O	O			X	穩定心情、增加津液、止咳
		牛肝	甘			O			X			增加血、促進眼睛與肝臟運作
		雞蛋(蛋黃)	甘			O	O	O	X		X	穩定心情、增加津液與血
	蔬菜類	高麗菜	甘	O								強化腸胃、止血作用
		花椰菜	甘	O	O							強化腸胃與身體(補腎)
		香菇	甘	O				X				強化腸胃力量、降低膽固醇、抗癌作用
		茼蒿	辛甘	O				O·			O	強化腸胃、穩定心情、去痰、降低血壓
		白蘿蔔(滷)	甘辛	O								調整胃的運作、促進消化
		青江菜	甘	X	X			O	O			去除多餘的熱、促進氣循環
		蓮藕	甘			O						止血作用、增加血、止咳與止住氣喘
		木耳	甘			O	O			O		止血作用、治療便血與腹瀉及便秘、降低血液濃稠度、強精
	油辛香料	黑砂糖	甘	O		O	O					幫助腸胃運作、增加津液與血
		蜂蜜	甘	O		O	O	O	X			幫助腸胃、潤腸潤肺、消除心悸與不安、止痛作用、解毒作用

四氣	分類	食材	五味	脾虛	腎陽虛	血虛	陰虛	氣滯	濕熱	血瘀	濕痰	主要作用
涼性	加工品	醬油	鹹		X							消炎、解毒作用
		豆腐	甘			X		○	○	○		去除腸胃熱、潤喉、整氣、解除酒毒
	水果類	橘子	酸甘			X		○	○		○	滋潤乾燥、潤肺（止咳化痰）、冷卻胃熱、解除酒毒、利尿作用
		枇杷	甘酸			X		○	○		X	解除口渴、止咳化痰
		草莓	甘酸			X	X	○	○		○	去除多餘水分、冷卻身體
		哈密瓜	甘			X			○	○		促進血循環、消炎
	穀物類	小麥	甘	○		○	○	○				穩定心情、強化腸胃、促進睡眠、增加津液
	畜產物	鴨肉	甘	○	X						○	強化腸胃、增加血、去除多餘水分
	蔬菜類	萵苣	苦甘	X	X		X		○	○	○	去除多餘的熱、利尿作用、催乳作用、促進血循環、促進排便
		西洋芹	甘				X	X			○	降低血壓、抑制痙攣、利尿作用、穩定精神、促進血循環
		芹菜	甘			X	X	X			○	去除多餘的熱、利尿作用、降低血壓、去除多餘脂肪、抑制興奮
	油辛香料	芝麻油	甘				○		○			消毒、讓皮膚變漂亮、促進排便
		橄欖油	甘						○	○		促進血循環、降低膽固醇、降低血壓
寒性	水果類	西瓜	甘	X	X			○	○		○	冷卻身體、減緩口渴、利尿作用、消除水腫、解除酒毒
		葡萄柚	甘	○			○		○			滋潤乾燥、幫助胃運作、降低血糖值、降低膽固醇（果肉外皮與外側白色的部分）
		奇異果	酸甘			X		○				促進腸運作、促進排便
		梨子	甘	X	X		○	○			X	增加津液、去除肺熱、潤肺、解除酒毒
		香蕉	甘	X	X		○	○	○			去除多餘的熱、潤腸以促進排便、解毒作用、解除酒毒、治療痔瘡
		柿子	甘	X	X		○		○			冷卻胃熱、潤肺（止咳化痰）、止血、解除酒毒
	魚貝類	鮭魚	甘	○	○				X			溫熱腸胃
		螃蟹	甘鹹			X			○	○		去除多餘的熱、解除酒毒、促進氣循環
		蛤蠣	鹹			X		○	○	○		去除多餘的熱、減緩口渴、去痰、促進血循環
		牡蠣	甘			X	○	○				增加血、讓皮膚變好、穩定精神、解除酒毒
		蛤仔	甘鹹			X		○	○		○	降低血壓、利尿作用、解除口渴、消除焦躁
		蜆	甘鹹			X		○	○		○	消除肝炎、減緩口渴、解除盜汗、解除酒毒、利尿作用

表頭：適合的體質、不適合的體質

四氣	分類	食材	五味	適合的體質、不適合的體質								主要作用
				脾虛	腎陽虛	血虛	陰虛	氣滯	濕熱	血瘀	濕痰	
寒性	魚貝類	海苔	甘鹹	X	X	○					○	讓成塊或硬的東西變柔軟、預防色素沉澱
		昆布	鹹		X	○				○	○	讓成塊或硬的東西變柔軟、消除浮腫、增加血
		羊栖菜	苦鹹			○				○		讓成塊或硬的東西變柔軟、消炎、預防血液凝固、降低血壓、消除浮腫
	穀物類	大麥（麥茶）	甘		X		○	○	○			冷卻身體、解除口渴、促進排便
		蕎麥	甘		X			○	○		○	冷卻身體、解毒作用、利尿作用、解除腸胃腫脹與疼痛
	酒	蒸餾酒（加開水）	辛	X	X					X		冷卻胃
		啤酒	苦辛	X	X					X		冷卻胃、利尿作用
	蔬菜類	茄子	甘	X	X					○	○	去除多餘的熱、促進血循環、止痛、化膿消腫
		蘆筍	甘		X		X				○	降低血壓、利尿作用
		冬瓜	甘	X	X		X		○		○	去除多餘的熱、利尿作用
		牛蒡	甘		X				○		○	促進排便、去除多餘的熱與濕、止痛、降低膽固醇
		茗荷	苦甘	X			X	○	○	○	○	去除多餘的熱以解毒、治療腫脹、促進血循環
		菠菜	甘	X		○		○			○	促進排便、去除腸胃熱、解除口渴、增加血
		白蘿蔔（生）	甘辛	X	X			○	○	○	○	促進消化、止咳、幫助祛痰、利尿作用、去除胃與喉嚨的熱
		小黃瓜	甘	X	X						○	去除多餘的熱、解除喉嚨渴、利尿作用、解毒作用
		豆芽菜	甘	○	X				○		○	補氣、去除多餘的熱、去除多餘的濕、解除酒毒
		番茄	甘	X	X			○	○			去除多餘的熱、解除喉嚨渴、降低血壓、促進排便
		竹筍	甘	X	X				○		○	促進排便、降低膽固醇、解除喉嚨渴、利尿作用
		白菜	甘	X ※2	X ※3				○		○	去除多餘的熱、解除酒毒、促進消化、利尿作用
		苦瓜	苦	○	X	血		○			○	去除多餘的熱、促進氣循環、消除疲勞、恢復視力
	油辛香料	鹽	鹹									適量攝取能補腎
		白砂糖	甘	○			○	X	X			幫助腸胃運作、增加津液、增加血

※2、※3　都不適合生吃，但只要加熱過就沒問題。

參考文獻　《中藥大辭典》江蘇新醫學院編（上海科學技術出版社）、《臨床實用中藥學》顏正華主編（人民衛生出版社）、《靠藥膳得健康》岡村 MIDORI 著（新星出版社）、《廚房漢方事典》根本幸夫著（講談社＋α 文庫）、《推薦的家庭藥膳》正岡慧子著（每日新聞社）、《銀髮族的飲食讀本》正岡慧子著（中央法規出版）、《中國醫學的祕密》小高修司著（講談社 BLUE BACKS）、《漢方家庭料理》陳榮千代著（講談社）、《吃的藥》Jean Carper 著、丸元淑生譯（飛鳥新社）

藥草茶的作用

魚腥草茶和薏苡仁茶等藥草茶，是用來解除還沒有嚴重到需要上醫院治療，卻有失調的情形，自古就為人們熟知。藥草茶也與生藥和食材一樣，會因人而有適合與不適合的情形，必須確實理解作用後才能飲用。

藥草茶作用與體質類型別適性表

摘自仙頭正四郎所著的《讀體術》（農文協出版）

能排泄過剩物質、冷卻熱、解毒的藥草茶

■ 寒性　　■ 涼性　　■ 平性　　■ 溫性　　■ 四氣不明者

記號看法
○⇒適合的體質
Ｘ⇒不適合的體質

藥草茶材料	五味	四氣	脾虛	腎陽虛	血虛	陰虛	氣滯	濕熱	血瘀	濕痰	被視為有效的疾病與症狀
			適合的體質、不適合的體質								
七葉膽	苦	寒	X	X		X		○		○	化膿、咳嗽、痰、慢性支氣管炎
生薏苡仁	甘	微寒		X		X		○		○	小便排泄不良、浮腫、化膿、關節痛、疣、水疣
百里香（麝香草）				X			○	○			咳嗽、痰、支氣管炎、咽喉炎、感冒、齒肉炎、關節痛、神經痛
決明子	苦甘	涼		X	○		○	○		○	便秘、眼睛充血、視力異常、夜盲症、高血壓、頭痛、肝炎、腹水、高脂血症
車前草	甘	寒		X		X		○		○	小便排泄不良、血尿、浮腫、眼睛充血、咳嗽、痰
枇杷葉	苦	涼	X	X			○	○			黏黃痰、咳嗽、鼻血、蓄膿症、口渴、口腔炎、齒槽膿漏、噁心、打嗝、食物中毒、腹瀉、濕疹、汗疹
武靴葉	苦	平	X					○			蛀牙、糖尿病（大量攝取會造成血糖值上升）、膿瘍、乳腺炎
柿子蒂頭	苦	平	X				○				冰冷飲食造成的打嗝、咳嗽
問荊	苦	涼		X		X		○		○	小便排泄不良、咳嗽、氣喘、發燒、鼻血、下血、痔瘡出血、高血壓、糖尿病
甜茶	甘	涼		X		X		○		○	咳嗽、瘧（瘧疾等間歇熱）
野菊花	苦辛	寒	X	X			○	○			化膿、膿瘍、針眼、結膜炎、咳嗽、肺炎、腸胃炎、高血壓
魚腥草	辛	寒	X	X				○		○	肺膿瘍、急性腸炎、便秘、痔瘡、膀胱炎、皮膚炎、化膿、香港腳、高血壓
番瀉葉	甘苦	寒	X	X	X	X	○	○	○	（孕婦X）	便秘、過食腹脹
紫蘇果實	辛	溫	X			X	○				咳嗽、稀痰、氣喘、便秘
菊花	甘苦	涼	X	X			○	○			頭痛、眩暈（頭昏）、視力低下、視力模糊、結膜充血、化膿、感冒、咽頭痛、高血壓
葛	甘辛	平	X	X			○				肩膀僵硬痠痛、肌肉痛、頭痛、口渴、感冒、起疹子、高血壓、重聽　※花對宿醉有效
熊笹				X			○	○			過食下的胃不舒服、胃潰瘍、齒槽膿漏、口腔炎、口臭、高血壓、糖尿病
獐牙菜	苦	寒		X							便秘、胃痛、食慾不振、生髮障礙、蝨子、跳蚤、結膜炎、喉頭炎、骨髓炎
蒲公英根	甘	寒		X		X				○	化膿、濕疹、乳腺炎、母乳分泌不良、膀胱炎、尿道炎、黃疸
蕎麥茶	甘	涼		X		X				○	過食、胃不舒服、胃痛、浮腫
蘆薈	苦	寒	X	X	X	X	○	○	○	（孕婦X）	便秘、頭痛、關節痛、焦躁、耳鳴、濕疹、痔瘡、停經（具有子宮收縮作用）、口腔炎、消化不良

能補充不足物質、提高變差的身體運作的藥草茶

記號看法
○⇒ 適合的體質
X ⇒ 不適合的體質

■ 寒性　■ 涼性　■ 平性　■ 溫性　■ 四氣不明者

藥草茶材料	五味	四氣	適合的體質、不適合的體質								被視為有效的疾病與症狀
			脾虛	腎陽虛	血虛	陰虛	氣滯	濕熱	血瘀	濕痰	
丁香（丁子）	辛	溫			X	X	X	X		○	腸胃冰冷造成的嘔吐、腹痛、腹瀉、消化不良、口臭、牙痛
艾草	苦辛	溫	○	○	X	X	X			○	腹部冰冷、腹痛、腰痛、腹瀉、出血、濕疹、下血、帶下（白帶）、流產
杜仲	甘	溫	○	○		X	X	X		○	腰痛、陰部發癢、生殖器不正常出血、帶下（白帶）、習慣性流產、攝護腺肥大、性功能障礙、高血壓
明日葉			○	○	○			X	X		精力減退、母乳分泌不良、高血壓、便秘
炒葛花	甘辛	平	○							○	食慾不振、腹瀉
炒薏苡仁	甘	微寒	○							○	食慾不振、消化不良、腹瀉
枸杞的果實	甘	平				○	○		X	X	X	眩暈、視力減退、腰痛、口渴、遺尿（失禁或夜尿）
牻牛兒苗			○	○				X	X	○	腹瀉、胃弱、凍瘡

能促進停滯的物質循環的藥草茶

記號看法
○⇒ 適合的體質
X ⇒ 不適合的體質

■ 寒性　■ 涼性　■ 平性　■ 溫性　■ 四氣不明者

藥草茶材料	五味	四氣	適合的體質、不適合的體質								被視為有效的疾病與症狀
			脾虛	腎陽虛	血虛	陰虛	氣滯	濕熱	血瘀	濕痰	
柚子	酸	涼	○	X		X	○		○	○	噁心、胸部堵寒感、神經痛、跌打損傷、扭傷、皸裂
柿子葉	苦	寒	X	X			○				高血壓、動脈硬化、咳血、出血、咳嗽、消化性潰瘍
洋甘菊	甘	平					○				頭痛、過敏性腸炎、胃潰瘍、口腔炎、感冒、扁桃腺炎、支氣管炎、支氣管氣喘、過敏性皮膚炎、痔瘡
紅花	辛	溫	X		X		X				便秘、月經異常、經痛、肌瘤、跌打損傷
茉莉花	辛甘	溫	X							○	腹瀉、腹痛、結膜炎、化膿
迷迭香	辛	溫	○	○	X				○		頭痛、眩暈、失眠、心悸、消化不良、膽囊炎、月經異常、更年期障礙、關節痛、牙痛、濕疹
番紅花	甘	平	X			X					經痛、月經不順、抑鬱狀態、胸悶、痛風
紫蘇葉	辛	溫				X	○	X			感冒、咳嗽、蕁麻疹、噁心、害喜、習慣性流產
鼠尾草（藥用鼠尾草）				○		X	○		○		經痛、更年期障礙、咽頭炎、腸胃障礙
薄荷	辛	涼			X	X	○				感冒、發燒、咽頭痛、牙痛、口腔炎、口臭、起疹子、皮膚發癢、焦躁、腹痛、自律神經失調症

參考文獻 《中藥大辭典》江蘇新醫學院編（上海科學技術出版社）、《漢方藥事典》鈴木洋著、米田該典審定（醫齒藥出版）、《1010》第 7 號刊 P12 ～ 13 仙頭正四郎著（東京都公眾浴場業環境衛生同業組合發行，草隆社）

中醫學與日本漢方的差異

◆傳承中國傳統醫學古書的日本漢方

　　以漢方藥與針灸等治療的醫學，除了稱為「中醫學」外，也稱為「日本漢方」及「東洋醫學」，究竟這些名稱之間有什麼差異？

　　在六～七世紀時，遠渡到中國的遣隋使、遣唐使，將當時被視為最先進的中國傳統醫學帶回日本，而在那之前的日本醫學，通稱為「和方」，其中一部分被吸收到中醫裡，以民俗療法之姿傳承到今日。

　　將中國傳來的傳統醫學，依據日本風土及日本人的體質，由日本獨自發展而來的就是日本漢方。長期以來，提到日本醫學時，指得都是這個日本漢方，直到江戶時代中期，因為傳來荷蘭醫學，為了將兩者做區分，才將荷蘭醫學稱為「蘭方」，將以往的日本醫學稱為「漢方」。這裡的「漢」是指漢民族，也就是指中國。

　　日本漢方又分為古方派、後世派、折衷派，主要是因為在江戶時代中期以降，醫師們開始不再接受中國醫學的觀念，而是朝著建立日本獨自的醫學努力，所以擁有這種思考方式的醫師們被稱為「古方派」，而堅持採用以往方式的醫師們被稱為「後世派」，至於同時採用兩者方式的醫師們，則被稱為「折衷派」。被傳承到今日的日本漢方，是以古方派為基本，而會出現這種思考方式的背景原因，來自鎖國政策下不易取得中國醫學最新資訊的緣故。

　　儘管流派不同會有不同的思考方式，不過日本漢方基本上都是運用中國古典醫學《傷寒論》和《金匱要略》裡所記載的處方。這些書籍比較少闡述理論，而是淺顯易懂地記載著症狀及應對的處方，因此只要記住哪個處方對哪種體質、哪種症狀有效，即使不懂中醫的理論，也能開處漢方藥，是最大的優點。但反過來說，雖然方便卻偏離了基本的中醫思考方式，導致漢方藥的使用方法一成不變，這也是比較大的缺點。

　　日本漢方獨自的診察法中，有一個具體的方法是「腹診」，這是觸摸腹部來診察腹部肌肉與皮膚的緊張狀態、有無壓痛的診察法，而以日本漢方來說，最重視的就是四診中的這個腹診，但若是以中醫學為基本的醫師，則大多不會採用腹診來診察。

◆以理論為基礎，今日仍不斷發展的中醫學

另一方面的中醫學，則是與傳到日本一樣的中國醫學，而且持續在中國發展，直到今日，但為與成為日本流的漢方做區分，才稱為「中醫學」，不僅以全新的角度來思考以往的生藥和處方，還追加使用新的生藥和處方，並檢討實際的效果，所以中醫學的一大特徵，就是生藥與處方的種類非常豐富。

不僅如此，相對於日本漢方多直接採用原本就存在的方劑配方，

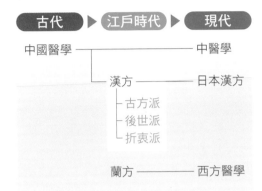

在日本的名稱變遷

古代 ▶ 江戶時代 ▶ 現代

中國醫學 ──────────── 中醫學

漢方 ──────── 日本漢方
　├ 古方派
　├ 後世派
　└ 折衷派

蘭方 ──────── 西方醫學

中醫學的基本是配合病患的體質與症狀來加減使用生藥，而且目前的日本漢方多以濃縮劑為主流，中醫學則是使用藥丸、藥粉、軟膏等，各種不同形態的方劑。

中醫學甚至以理論為依據，加入對生命的生理狀態的看法，以及對疾病的看法，所以能分析並說明疾病的本態，而且不只採用漢方藥來治療，還會指導病患對疾病的預防法，以及對生活習慣的注意點，這些都是重要的治療手段，所以就生藥與飲食擁有相同的根本來說，「藥食同源」就是中醫學的基本思想。

◆因為是普遍性的理論，所以也能因應現代病

由於中醫學很重視理論，比起日本漢方來會比較難，因此往往被敬而遠之，但也因為中醫學是以理論為基本，所以能以各種不同的觀點來看待一個疾病或症狀，更因為中醫學會在驗證並批評過去理論的同時，為追求客觀性與普遍性而展開全新的理論，所以隨時都在成長，是在適應現況中求實踐，才能在面對現代的全新疾病時，擁有找出解決對策的手段。

至於東洋醫學一詞，是在明治時代後才開始被使用，所以基本上與日本漢方擁有同義。包含針灸與漢方藥在內的整體日本傳統醫學，就稱為「東洋醫學」，而使用漢方藥來治療的方式，就稱為「漢方」。但以中文來說，「東洋」指的就是日本，所以東洋醫學一詞只有日本在使用。

促進經絡運作的治療

氣與血在體內的通道稱為「經絡」，縱橫無數地遍布在體內，從身體表層一直聯結到臟腑，只要刺激身體表層與經絡交接點的經穴，就能對臟腑發揮作用，達到治療的效果。

主要關鍵字 經絡 正氣 邪氣 經穴 經脈 絡脈 正經十二經脈 奇經八脈

在體內縱橫聯結，是氣與血的通道

經絡是循環在體內以支撐生命活動的**氣**與**血**的通道，縱橫無數地遍布在全身，從位在體內深層的臟腑，一直聯結到身體表層的皮膚與肌肉，並透過氣與血的循環，調節整體的身體功能，以維持平衡。

經絡同時也是為抵抗疾病的**正氣**，以及引發疾病的**邪氣**的通道，所以只要有足夠的正氣來往經絡就不易生病，但若邪氣的力量超越正氣的力量，邪氣就會從身體表層侵入經絡，帶給臟腑不良的影響。

此外，身體表層的器官與臟腑，同樣會透過經絡互相影響，例如當臟腑出現異常時，氣與血就會停滯或過與不足，並透過經絡影響身體表層，最終以疾病的方式呈現。相反地，當邪氣從身體表層侵入時，也會透過經絡帶給臟腑不良的影響，最終同樣引發疾病。

中醫就是利用這種經絡機制，來診斷與治療疾病。例如經絡與身體表層交接點的**經穴**（俗稱的穴道的一種→ P162），若出現疼痛或硬塊等異常狀態，就能推測有可能透過該經穴與經絡，影響聯結的臟腑跟著產生病變，藉此成為診斷的指標。此外，若能利用**針**與**灸**反過來刺激經穴，就能改善氣與血的循環，也能加強正氣、減弱邪氣，進而改善與該經絡聯結的臟腑失調情形。

經絡可分為粗幹的經脈與細枝的絡脈

經絡可分為有如粗幹的**經脈**，以及有如細枝的**絡脈**。經脈的「經」意指縱，所以是縱向遍布在體內，另一方面的「絡」意指聯結、交纏，因此是橫向遍布在體內，負責聯結各經脈。

經脈又可分為**正經十二經脈**（→ P154）與**奇經八脈**（→ P161）。正經十二經脈是分別聯結**五臟**與**六腑**、**心包**（包覆**心臟**的膜狀臟器）的十二種經脈，能促進氣與血充分循環在各臟器裡。奇經八脈則是正經十二經脈以外的經脈，共有八種，但不與臟腑聯結，而是負責聯結正經十二經脈。

經絡負責聯結身體表層與臟腑，是氣與血的通道

讓氣與血循環在體內的通道就是經絡

經絡縱橫無數地遍布在體內，是氣與血的通道，當經絡裡的氣與血循環停滯時，聯結該經絡的內臟就會受影響而出現失調狀態。

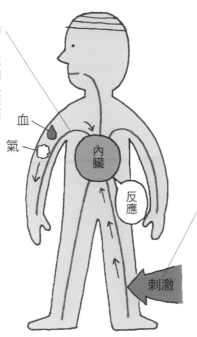

刺激身體表層的經穴時，該刺激會傳到位在體內深層的內臟

經絡聯結著身體表層與內臟，只要刺激身體表層，該刺激就會傳到與該經絡聯結的特定內臟裡，針治療等治療法，就是利用這種機制而進行。

經絡可分為縱向遍布的經脈與橫向遍布的絡脈

經脈是縱向遍布在體內，有如粗幹般的經絡

經脈是縱向遍布的經絡，聯結著五臟與六腑及心包，分為調整各臟器功能的正經十二經脈，以及分別與正經十二經脈聯結，各有其作用的奇經八脈。

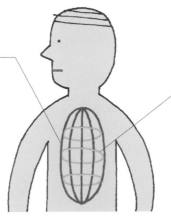

絡脈是從經脈分枝而來，有如網狀般遍布全身的支線

絡脈是從粗幹般經脈而來的分枝，縱橫交錯地以網狀遍布全身，負責將身體功能彙整為一。

只要促使聯結身體表層與臟腑的經絡發揮作用，就能治療發生在某特定臟器裡的疾病

正經十二經脈

這是氣與血循環的經絡主幹，由十二條經脈構成，與特定臟腑有很深的關聯，自古就被活用來治療疾病與改善不定愁訴（原因不明症候群）。正經十二經脈通往左右四肢，又以陰經和陽經之姿分布。

主要關鍵字 正經十二經脈 陰經 陽經 手經 足經 手陰經 手陽經 足陰經 足陽經

彼此聯結相交成一圈，是氣與血的主要通道

經絡中最重要的是**正經十二經脈**，顧名思義共有十二種，在體內分別以**手太陰肺經→手陽明大腸經→足陽明胃經→足太陰脾經→手少陰心經→手太陽小腸經→足太陽膀胱經→足少陰腎經→手厥陰心包經→手少陽三焦經→足少陽膽經→足厥陰肝經**的順序聯結一起，氣與血就是依此順序流動，而第十二個經脈的足厥陰肝經，又聯結到第一個經脈的手太陰肺經，讓整個體內成為一個循環的圓圈。

正經十二經脈可如下表般分為**陰經**與**陽經**，其中陰經是在身體屬陰的部位裡（腹側、內側等），由下往上的通道，各自聯結著特定的**臟**。陰經又可分為**太陰、少陰、厥陰**，氣與血就是依此順序循環在陰經裡。這三種陰經就稱為「三陰經」。

另一方面，陽經是在身體屬陽的部位裡（背側、外側等），由上往下的通道，同樣各自聯結著特定的**腑**，也可分為**陽明、太陽、少陽**，合起來稱為「三陽經」。

正經十二經脈還有通往手的**手經**，與通往腳的**足經**，其陰經與陽經分別稱為**手陰經、手陽經、足陰經、足陽經**。正經十二經脈還擁有一個法則性，就是各自依手陰經→與該手陰經的臟擁有表裏關係的腑的手陽經→與

正經十二經脈的陰經、陽經、手經、足經分類表

陰經（上行通道）				
經脈名稱	三陰經	手經、足經	臟	下一個相交的經脈
①手太陰肺經	太陰	手陰經	肺	與聯結和肺擁有表裏關係的大腸的手陽明大腸經相交
④足太陰脾經	太陰	足陰經	脾	與下一個三陰經中少陰的手陰經——手少陰心經相交
⑤手少陰心經		手陰經	心	與聯結和心擁有表裏關係的小腸的手太陽小腸經相交
⑧足少陰腎經	少陰	足陰經	腎	與下一個三陰經中厥陰的手陰經——手厥陰心包經相交
⑨手厥陰心包經	厥陰	手陰經	心包	與聯結和心包擁有表裏關係的三焦的手少陽三焦經相交
⑫足厥陰肝經	厥陰	足陰經	肝	與太陰的手陰經——手太陰肺經相交

陽經（下行通道）				
經脈名稱	三陽經	手經、足經	腑	下一個相交的經脈
②手陽明大腸經	陽明	手陽經	大腸	與同屬陽明的足陽經——足陽明胃經相交
③足陽明胃經	陽明	足陽經	胃	與聯結和胃擁有表裏關係的脾的足太陰脾經相交
⑥手太陽小腸經	太陽	手陽經	小腸	與同屬太陽的足陽經——足太陽膀胱經相交
⑦足太陽膀胱經	太陽	足陽經	膀胱	與聯結和膀胱擁有表裏關係的腎的足少陰腎經相交
⑩手少陽三焦經	少陽	手陽經	三焦	與同屬少陽的足陽經——足少陽膽經相交
⑪足少陽膽經	少陽	足陽經	膽	與聯結和膽擁有表裏關係的肝的足厥陰肝經相交

該手陽經同屬三陽經的足陽經→與該足陽經的腑擁有表裏關係的臟的足陰經的順序聯結在一起，而**氣**與**血**就依此法則性，在陰經（上行通道）陽經（下行通道）、手經足經、臟腑之間來來去去，徹底循環在體內。

正經十二經脈分布圖

❶ 手太陰肺經

這是聯結肺並屬於太陰經的手陰經，起自中焦（＝胃附近），會先下降到大腸，之後回到中焦，再往肺、喉、胸部上方、脅、上肢內側往手肘、手腕的方向下降，直到拇指經穴「少商」為止，之後與聯結和肺擁有表裏關係的大腸的手陽明大腸經相交。右圖的經穴，能有效治療氣喘和咳嗽、鎖骨與上肢前側的疼痛、冰冷、感冒與惡寒、發燒等。

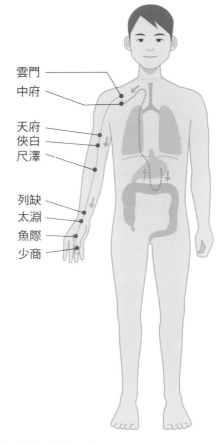

雲門
中府

天府
俠白
尺澤

列缺
太淵
魚際
少商

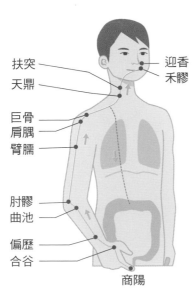

扶突
天鼎

巨骨
肩髃
臂臑

肘髎
曲池

偏歷
合谷

迎香
禾髎

商陽

❷ 手陽明大腸經

這是聯結大腸並屬於陽明經的手陽經，起自食指經穴「商陽」往上經過手、手臂、肩後，從第七脊椎開始在鎖骨上兵分二路，其中一路經過胸中、肺往下到大腸，另一路從鎖骨上經過頸部、頰部，直到鼻子兩側的「迎香」為止。之後聯結到同屬陽明經的足陽經，也就是足陽明胃經。左圖的經穴，能有效治療牙痛、咽喉痛、口渴、肩與手臂的疼痛、顏面神經麻痺、膝蓋頭疼痛等。

※ —— 是經過體表的經脈，上面有經穴。　------- 是經過體內的經脈。

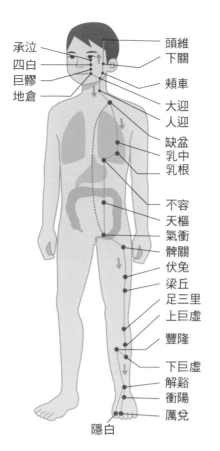

承泣
四白
巨髎
地倉
頭維
下關
頰車
大迎
人迎
缺盆
乳中
乳根
不容
天樞
氣衝
髀關
伏兔
梁丘
足三里
上巨虛
豐隆
下巨虛
解谿
衝陽
厲兌
隱白

❸ 足陽明胃經

這是聯結胃並屬於陽明經的足陽經，起自鼻翼旁，經過眼睛的穴道「承泣」往下降，並在下顎兵分二路，其中一路從耳前往髮際到額頭，另一路經過頸部、喉嚨後，在鎖骨部再度兵分二路，一路在進入「缺盆」後，聯結胃與脾，另一路從胃的下部經過腹部深處，繼續往下降到「氣衝」，之後兩路會在大腿部匯合，繼續往下經過膝蓋、足部前面，直到腳的食趾經穴「厲兌」為止。之後在腳的大姆趾經穴「隱白」，與聯結和胃擁有表裏關係的脾的足太陰脾經相交。左圖的經穴，能有效治療胃的失調、噁心、鼻血、喉嚨腫脹與疼痛、口腔炎、小腿與腳的疼痛等。

❹ 足太陰脾經

這是聯結脾並屬於太陰經的足陰經，起自腳的大拇趾經穴「隱白」，並從內腳踝經過腳的內側前方往上走，然後在腹部兵分二路朝身體內部和表層往上走。往體內的這一路，會聯結脾胃，並在胸部深處與聯結心的手少陰心經相交。另一路會在脅下再度兵分二路，其中一路從喉嚨往舌頭方向走，另一路則會到達胸脅的經穴「大包」，並聯結手少陰心經。足太陰脾經常與足陽明胃經並用，而右圖的經穴，能有效治療下腹部與髖關節的疼痛、膝蓋內側的疼痛等。

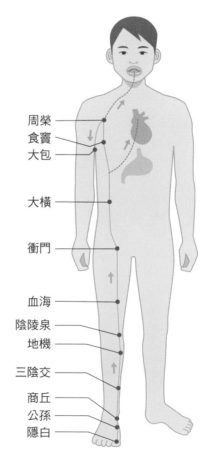

周榮
食竇
大包
大橫
衝門
血海
陰陵泉
地機
三陰交
商丘
公孫
隱白

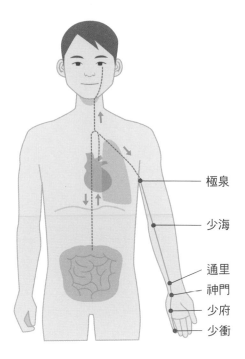

❺ 手少陰心經

這是聯結心並屬於少陰經的手陰經，起自心臟，經過橫膈膜往下降到小腸，之後回到心臟再兵分二路，其中一路從心臟直行到肺，並從脅下經過上肢前面，直到手肘、手掌側的小指經穴「少衝」為止。另一路從心臟經過喉嚨往眼睛走，最後與聯結和心擁有表裏關係的小腸的手太陽小腸經相交。左圖的經穴，能有效治療胸痛、喘不過氣、壓力造成的失眠、手掌的發燙感等。

極泉
少海
通里
神門
少府
少衝

❻ 手太陽小腸經

這是聯結小腸並屬於太陽經的手陽經，起自手背側小指前方的經穴「少澤」，往上經過手背和上肢背面，循環在手肘與肩胛骨一帶，然後進入身體前面的經穴「缺盆」，再兵分二路。其中一路會經過心臟、食道、胃後下降到小腸，另一路會從鎖骨部分沿著下顎往上到臉頰，並經過眼尾一直到耳朵的經穴「聽宮」為止，再聯結同屬太陽經的足陽經，也就是足太陽膀胱經。右圖的經穴，能有效治療喉嚨疼痛、下顎痛、頸痛、小腿疼痛等。

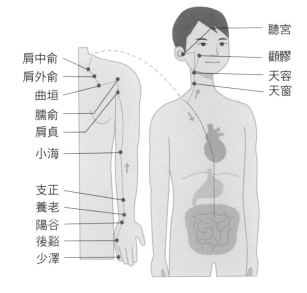

聽宮
顴髎
天容
天窗

肩中俞
肩外俞
曲垣
臑俞
肩貞
小海

支正
養老
陽谷
後谿
少澤

※ ── 是經過體表的經脈，上面有經穴。 ┈┈ 是經過體內的經脈。
　　 ──── 表示經脈聯結在一起。

157

❼ 足太陽膀胱經

這是聯結膀胱並屬於太陽經的足陽經，起自眼睛的經穴「睛明」，並在經過額頭後，於頭頂部的經穴「百會」兵分二路，其中一路會經過後頭部，並從頭蓋內側往腦走，之後再來到外側，隔著脊柱往左右一直下降到腰的「腎俞」為止，再從腎臟聯結到膀胱。另一路會從頭頂部經過肩胛骨內側，往下經過髖關節，在膝蓋裡與另一路匯合，然後從腳的背面經過外腳踝，一直到腳的小趾前方經穴「至陰」為止，最後與聯結和膀胱擁有表裏關係的腎的足少陰腎經相交。足太陽膀胱經與足少陰腎經能一起發揮作用，與生殖和老化有很深的關係。右圖的經穴，能有效治療頭痛、腰痛、背痛、膝關節障礙、腳的運動障礙等。

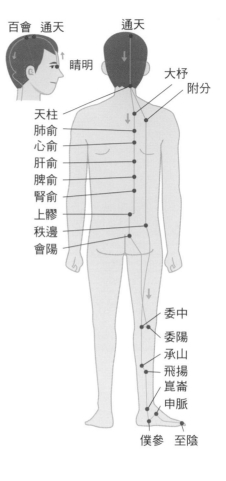

百會　通天　　　通天
晴明
大杼
附分
天柱
肺俞
心俞
肝俞
脾俞
腎俞
上髎
秩邊
會陽
委中
委陽
承山
飛揚
崑崙
申脈
僕參　至陰

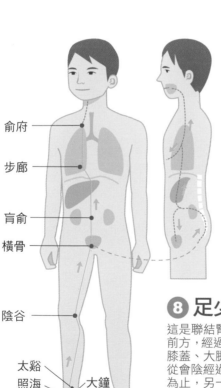

俞府
步廊
肓俞
橫骨
陰谷
太谿
照海
然谷
大鐘
水泉
湧泉

❽ 足少陰腎經

這是聯結腎並屬於少陰經的足陰經，起自腳的小趾前方，經過腳底的經穴「湧泉」後，往上走到腳踝、膝蓋、大腿內側，然後在會陰兵分二路。其中一路從會陰經過腹部、胸部後，一直到鎖骨下的「俞府」為止，另一路則從腎臟再度兵分二路，經過肝與橫膈膜後，一直到肺為止，並聯結喉嚨與舌頭，而從腎臟分枝出去的另一路，則會穿越脊柱一直到膀胱為止。另外在胸部分枝的支脈，會聯結心，並在胸中與聯結心包的手厥陰心包經相交。足少陰腎經與生殖等生命活動，以及老化有很深的關係。左圖的經穴，能有效治療呼吸困難、頭昏站不穩、眩暈、焦躁感、腰痛、背痛、下肢無力與疼痛等。

❾ 手厥陰心包經

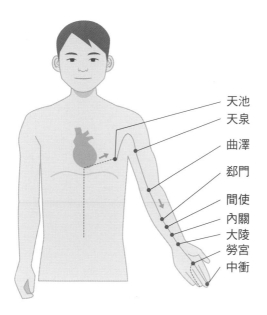

這是聯結心包並屬於厥陰經的手陰經，起自胸中，經過心包後兵分二路，其中一路經過橫膈膜往下降，並與聯結和心包擁有表裏關係的三焦的手少陽三焦經相交。另一路經過脅下三寸的經穴「天池」後，往上走到脅下，再經過上臂和手肘，進入手掌的經穴「勞宮」，最後到達中指前方的「中衝」。在「勞宮」處還有另一分枝，會在無名指與手少陽三焦經相交。左圖的經穴，能有效治療心悸、胸痛、手掌發燙、手肘與脅的腫脹和疼痛、煩躁（鬱悶而失調的狀態）等。

天池
天泉
曲澤
郄門
間使
內關
大陵
勞宮
中衝

❿ 手少陽三焦經

這是聯結三焦並屬於少陽經的手陽經，起自無名指的經穴「關衝」，經過手指內側、手臂、肩膀往身體前側而去，並在胸中兵分二路，其中一路經過心包在體內往下降，最後聯結三焦。另一路則是從胸中往上經過耳朵、耳鬢，一直到眉毛尾端的經穴「絲竹空」為止。從耳鬢還有另一分枝，會從耳裡經過耳朵前部和眼尾，最後與同屬少陽經的足陽經，也就是足少陽膽經相交。由於這條經脈同時也是身體對抗邪氣等時的防衛反應，以及搬運熱源和水分所經的通道，所以左圖的經穴，能有效治療重聽與咽喉痛、眼睛與耳朵的疼痛等。

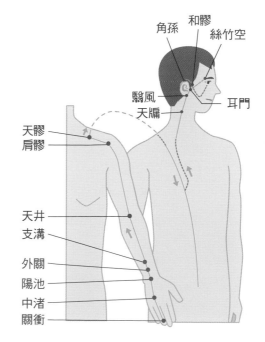

角孫　和髎
　　　　絲竹空
翳風
天牖　　　　耳門
天髎
肩髎
天井
支溝
外關
陽池
中渚
關衝

※ —— 是經過體表的經脈，上面有經穴。　------- 是經過體內的經脈。
　　 ---- 表示經脈聯結在一起。

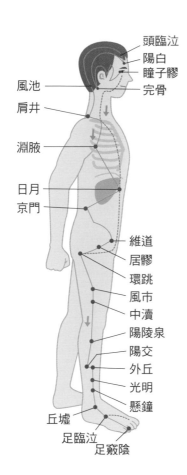

⑪ 足少陽膽經

這是聯結膽並屬於少陽經的足陽經，起自眼尾的經穴「瞳子膠」，並在經過耳朵與耳後的經穴「完骨」後，在耳後兵分二路，其中一路會經過側頭部往頸部方向走去，之後二路暫時在鎖骨匯合，然後再度兵分二路。其中一路會經過胸中、肝、膽、鼠蹊部、陰毛，並再度與另一路匯合。此時的另一路，會先從「肩井」經過脅、身體側面，並在匯合後經過腳的外側、腳踝，一直到腳的小趾經穴「足竅陰」為止。另外在腳的無名趾與小趾之間的經穴「足臨泣」分枝而去的經脈，會在腳的大拇趾處，與聯結和膽擁有表裏關係的肝的足厥陰肝經相交。左圖的經穴，能有效治療頭痛、臀部與膝蓋疼痛等。

頭臨泣
陽白
瞳子膠
完骨
風池
肩井
淵腋
日月
京門
維道
居膠
環跳
風市
中瀆
陽陵泉
陽交
外丘
光明
懸鐘
丘墟
足臨泣
足竅陰

⑫ 足厥陰肝經

這是聯結肝並屬於厥陰經的足陰經，起自腳的大拇趾經穴「大敦」，並在經過膝蓋、腿的內側後，循環在生殖器旁邊，再到腹部、肋骨、胃、肝臟，然後兵分二路，其中一路穿越橫膈膜後，通往喉嚨、鼻子、眼睛，甚至繼續往上通到額頭，並在頭頂部聯結督脈（→P161）。另一路從肝臟穿越橫膈膜後，經過肺到中焦，再聯結第一條經脈，也就是手太陰肺經。足厥陰肝經也與血的運作有關，所以右圖的經穴，能有效治療疝氣與排尿困難等。

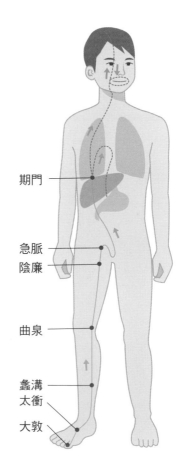

期門
急脈
陰廉
曲泉
蠡溝
太衝
大敦

※ ── 是經過體表的經脈，上面有經穴。 ------- 是經過體內的經脈。

奇經八脈

不像正經十二經脈一般，有陰陽成對的情形，也與臟腑沒有直接關係，屬於非常單純的經脈，但與正經十二經脈有聯結，具有協助及調整的功能。

主要關鍵字 奇經 督脈 任脈 奇經八脈

讓經脈互相聯結並協調，藉以維持平衡

正經十二經脈以外的經脈，都稱為「奇經」，共有督脈、任脈、衝脈、帶脈、陰蹻脈、陽蹻脈、陽維脈、陰維脈等八條，又被稱為「奇經八脈」。奇經並不像正經十二經脈一般，與臟腑擁有聯結的關係，而且奇經之間也無所謂陰陽或表裏的關係，都是單獨存在。

奇經擁有二大功能，第一個功能是與正經十二經脈互相交錯，並在體內循環的同時，幫忙調節正經十二經脈，讓正經十二經脈能彼此協調。第二個功能則是負責調節循環在正經十二經脈裡的氣與血平衡狀態。正經十二經脈裡的氣與血增加時，會被貯存在奇經裡，而當正經十二經脈裡的氣與血不足時，就會從奇經裡補充。

奇經八脈裡特別重要的有督脈與任脈。督脈是由下而上走在身體背面中央的奇經，與六條陽經相交，統括調整全身的陽經，藉以調節陽氣的量，另外也與腦、脊髓、腎等功能相互合作。

任脈是由下往上走在身體前面中央的奇經，與三條足陰經相交，統括調整全身的陰經，藉以調節陰氣的量，另外據說還能調整月經。

督脈與任脈都起自骨盆內生殖器的胞中，被認為是與受精及懷孕有很深關係的奇經。

督脈

起自骨盆內的「胞中」，並從會陰出來，再依序從腰、背部、後頸往上走，直到腦內，之後往下經過頭頂、額頭、鼻子、上嘴唇，直到上嘴唇內部的「齦交」為止。

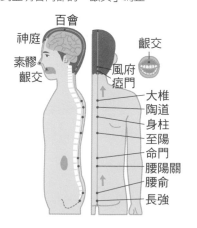

任脈

起自骨盆內的「胞中」，並從會陰出來，再經過腹部中央線條，一路通往腹部、胸部、頸部，一直到下嘴唇中央，然後再往上經過臉部兩側，一直到左右的眼睛周圍為止。

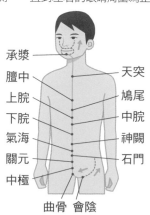

何謂經穴？

經穴位在氣與血通道的經絡以及身體表層的交接點，當氣與血停滯不前時，會引發身體各種失調情形，此時只要用針或灸刺激經穴，就能促進氣與血的流動，以改善失調情形。

主要關鍵字 經穴 經絡 針灸治療 WHO（世界衛生組織）

刺激經穴，能改善來往經絡的氣與血停滯情形

經穴就是俗稱的穴道的一種，是聯結體內氣與血通道的經絡與身體表層的交接點。經絡會或粗或細、或凸出或凹陷地行走在體內，其中最粗與最細的地方，以及凸出和凹陷的地方，只要觸摸身體表層就能得到確認，這就是自古被人們所知的經穴。

由於經絡聯結著臟腑，所以經穴可說是臟腑與身體表面的連接點，同時也是臟腑通往外界的出入口，當然也因此成為邪氣的侵入口，當正氣力量變弱、邪氣力量變強時，邪氣就會從經穴入侵體內，並透過經絡帶給臟腑不良的影響，導致氣與血的循環變調。這種變調情形還會透過經絡傳到經穴，以粗糙、發紅、發熱或冰冷、硬塊或疼痛等方式呈現，所以只要確認經穴的狀態，就能掌握臟腑的病狀。

經穴同時也是氣的出入口，以及氣與血聚集的地方，因此只要刺激經穴，就能調整氣與血的循環。不僅如此，經穴也是正氣的通道，所以刺激經穴還能提高正氣的力量，進而提高免疫力，以抑制邪氣的力量。

簡單地說，經穴是診察疾病時的指標反應點，同時也是治療點。

擁有世界統一基準的全球化治療法

在利用經穴進行的治療法中，最值得期待效果的是不定愁訴（原因不明症候群）。不定愁訴是指沒有明確的疾病，卻有讓病患本人非常痛苦的症狀，例如慢性疲勞感、失眠、肩膀僵硬痠痛、冰冷、發昏等。對於這些症狀，只要刺激經穴，就能調整全身氣與血的平衡狀態，是非常有效的治療法。

用針或灸刺激經穴的針灸治療，不僅是中醫的範疇，也是全世界都在採用的全球化治療法。不過昔日各國對經穴的位置，擁有不同的見解，因此在二〇〇八年時，WHO（世界衛生組織）針對三百六十一個經穴，制定了世界統一基準。今日以神經系統疾病為首，包含運動器官系統與循環器官系統等，許多疾病都已得到針灸治療的有效性。

經穴是聯結經絡凹凸處與身體表層的地方

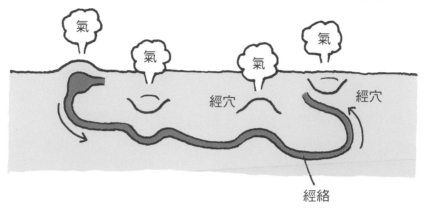

經絡會或粗或細、或凹或凸地行走在體內，經穴就是聯結經絡這些粗細凹凸部分與身體表層的地方，也是氣的出入口。

經穴是臟腑變調的反應點兼治療點

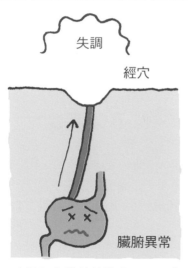

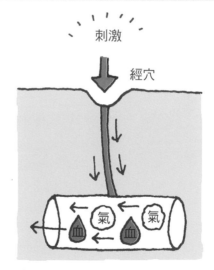

由於經穴聯結著臟腑，只要臟腑變調，與該臟腑有關的經穴就會出現異常，因此一般認為「經穴＝反應點」。

經穴同時也是刺激經絡的治療點，因為經絡是氣與血循環的通道，只要刺激經穴，就能促進經絡裡的氣與血順暢流動，進而改善失調情形。

> ## 從經穴狀態可掌握體內的失調情形，
> ## 而刺激經穴能治療失調情形

經穴種類與奇穴、阿是穴

身體表層的治療點，除了經穴外，還有奇穴與阿是穴。相對於經穴位在經絡上，有固定的位置與名稱，奇穴雖然不位在經絡上，同樣也有固定的位置與名稱，而阿是穴則不位在經絡上，也沒有固定的位置和名稱。

主要關鍵字 經穴 奇穴 正經十二經脈 督脈 任脈 十四經穴 原穴 募穴 背俞穴 阿是穴

存在於經絡上，且有固定名稱與位置的經穴

經穴是位在**經絡**上的治療點與反應點，但除此之外，也有不位在經絡上的治療點與反應點，就稱為「**奇穴**」。採用**針**或**灸**治療時，主要就是針對這些經穴與奇穴進行。

經穴自古就被利用在治療上，存在於**正經十二經脈**與**督脈**及**任脈**，合稱為「**十四經脈**」上，因此經穴又被稱為「**十四經穴**」，總共有三百六十一處，且各有固定的位置及名稱。

經穴可分成幾個種類，其中與臟腑關係特別深，當臟腑出現失調情形時，只要按壓就會感到疼痛，以某種形態顯現的就稱為「**原穴**」。原穴全分布在手腕與腳踝一帶。

此外，經穴還有位在腹部與胸部的**募穴**，以及位在背部的**背俞穴**。募穴是氣聚集的地方，一旦流動情形變差，很容易引發各種疾病。背俞穴並列在脊椎骨兩側，有**心俞、肺俞、胃俞**，各自對應著特定臟腑。

不位在經絡上的奇穴與重視感覺的阿是穴

奇穴是透過治療經驗才被發現到的經穴，尤其是一九〇一年後被制定的經穴，統稱為「**新穴**」，存在於腳底和耳朵、手腕、腳踝、眼睛四周等處，各自對特定的症狀擁有治療效果，而且與經穴一樣擁有固定的名稱及位置。

另一個經常被當成治療對象的經穴是**阿是穴**，主要位在指壓等時，讓病患覺得雖痛卻也舒服，或感覺發麻的地方，又稱為「**不定穴**」，沒有固定的名稱與位置。通常只要按壓時，會出現疼痛等反應，或有硬塊的感覺時，該處就是阿是穴。

許多人都認為阿是穴的反應，純屬感覺的反應，但既然會出現疼痛或硬塊，就表示該處的**氣**與**血**停滯不前，所以只要刺激這些地方，就能改善氣與血的流動，對治療很有幫助。

位在十四經脈上的經穴，與存在於十四經脈外的奇穴，以及雖然沒有特定的位置，卻有清楚的反應與治療效果的阿是穴，只要懂得依據症狀適當利用這些穴道，就能期待更大的治療效果。

部位別的主要經穴與奇穴

〔臉部、頭部〕

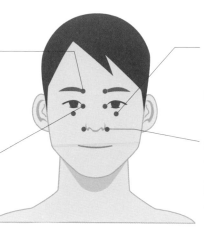

攢竹 *
眉毛內側角落上的凹陷
處

〔適應症〕頭痛、眼睛疲
勞、視力模糊、流淚症、
近視、後頸部

睛明 *
眼角內側旁的凹陷處

〔適應症〕眼睛疲勞、視
力模糊、流淚症

承泣 *
黑眼珠下骨頭中央的
凹陷處

〔適應症〕眼睛痛、視
力模糊、流淚症

迎香 *
鼻翼旁稍微下凹的凹
陷處

〔適應症〕鼻塞、鼻水、
鼻血

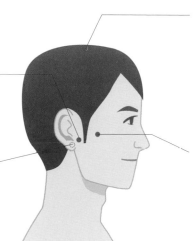

聽會 *
耳朵前方與下顎關節交
界線的凹陷處

〔適應症〕耳鳴、重聽、
牙痛、頭痛

翳風 *
耳垂後側下顎角與乳突
之間的凹陷處

〔適應症〕耳鳴、重聽、
臉頰痛、顳顎關節症

百會
聯結頭頂部中央線與
兩耳洞的交叉點凹陷
處

〔適應症〕頭痛、眩暈、
健忘、耳鳴、鼻塞、脫
肛、痔瘡、腹瀉

下關 *
頰骨下面閉上嘴時會
出現的凹陷處

〔適應症〕牙痛、耳鳴、
顳顎關節痛、眩暈

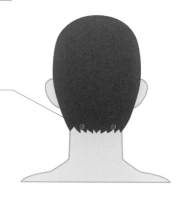

風池 *
後頭部下面，胸鎖乳突肌
與斜方肌之間的凹陷處

〔適應症〕頭痛、眩暈、頸
痛、流淚症、鼻血、重聽、
感冒

※ 有「 ***** 」記號的經穴，表示左右兩邊都有。

〔胸部、腹部〕

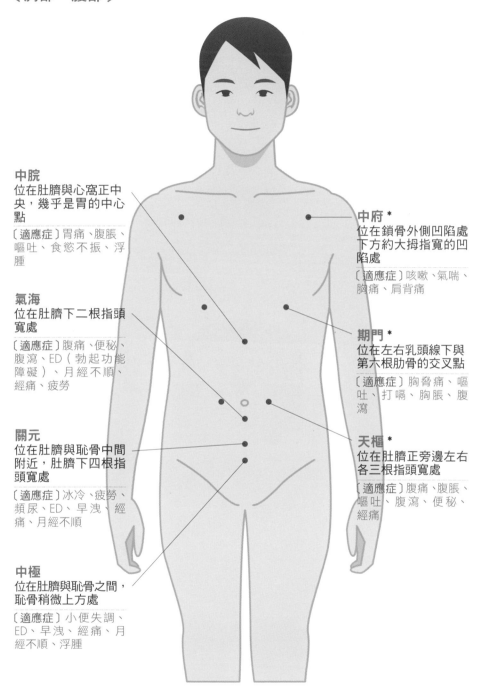

中脘
位在肚臍與心窩正中央，幾乎是胃的中心點

〔適應症〕胃痛、腹脹、嘔吐、食慾不振、浮腫

氣海
位在肚臍下二根指頭寬處

〔適應症〕腹痛、便秘、腹瀉、ED（勃起功能障礙）、月經不順、經痛、疲勞

關元
位在肚臍與恥骨中間附近，肚臍下四根指頭寬處

〔適應症〕冰冷、疲勞、頻尿、ED、早洩、經痛、月經不順

中極
位在肚臍與恥骨之間，恥骨稍微上方處

〔適應症〕小便失調、ED、早洩、經痛、月經不順、浮腫

中府 *
位在鎖骨外側凹陷處下方約大拇指寬的凹陷處

〔適應症〕咳嗽、氣喘、胸痛、肩背痛

期門 *
位在左右乳頭線下與第六根肋骨的交叉點

〔適應症〕胸脅痛、嘔吐、打嗝、胸脹、腹瀉

天樞 *
位在肚臍正旁邊左右各三根指頭寬處

〔適應症〕腹痛、腹脹、嘔吐、腹瀉、便秘、經痛

〔背部、腰部〕

大椎

頸部往前彎時會大大突出的骨頭下方凹陷處

〔適應症〕發燒、咳嗽、頸痛、肩背痛、腰痛

肩井 *

約肩膀正中央的肌肉隆起處

※ 孕婦不可過度刺激

〔適應症〕肩背痛、頸痛、乳腺炎、難產

定喘 *

大椎左右約一根指頭寬處

〔適應症〕氣喘、咳嗽、落枕

肺俞 *

大椎下三節胸椎凹陷處左右約二根指頭寬處

〔適應症〕咳嗽、氣喘、腰背痛

膈俞 *

左右肩胛骨下的橫線上離脊椎骨左右各二根指頭寬處

〔適應症〕胃痛、嘔吐、打嗝、咳嗽、背痛、乳腺炎

脾俞 *

肝俞下二節胸椎處

〔適應症〕脅痛、腹脹、嘔吐、腹瀉、浮腫、背痛

腎俞 *

命門外側左右各二根指頭寬處

〔適應症〕ED、頻尿、月經不順、腿腰疲倦感與疼痛、耳鳴、浮腫、氣喘

命門

肚臍正後方第二與第三腰椎突起處中間

〔適應症〕腰痛、頻尿、腹瀉、ED、早洩、眩暈、耳鳴、手腳冰冷

百會

聯結頭頂部中央線與兩耳洞的交叉點凹陷處

〔適應症〕頭痛、眩暈、健忘、耳鳴、鼻塞、脫肛、痔瘡、腹瀉

安眠 *

聯結耳朵後面頭蓋骨突起處下方與風池線上的中間點

〔適應症〕失眠、頭痛、眩暈、高血壓

血壓點 *

頸部根處附近最突出的骨頭與上方骨頭之間左右各三根指頭寬處

〔適應症〕高血壓、低血壓

百勞 *

大椎三根指頭寬上方的左右一根大拇指寬外

〔適應症〕頸痛、盜汗、咳嗽

風門 *

大椎下最突出的骨頭（第二胸椎）下方凹陷處左右各二根指頭寬處

〔適應症〕感冒、咳嗽、發燒、頭痛、鼻塞、頸背痛

心俞 *

大椎下五節胸椎（第五胸椎）凹陷處左右約二根指頭寬處

〔適應症〕失眠、心悸、健忘、焦躁、咳嗽、心痛

肝俞 *

膈俞下二節胸椎處

〔適應症〕脅痛、鼻血、視力模糊、背痛

胃俞 *

脾俞下一節胸椎處

〔適應症〕胸脅痛、胃痛、腹脹、嘔吐、消化不良

※ 有「 * 」記號的經穴，表示左右兩邊都有。

〔手臂、手〕

尺澤 *
手肘內側橫紋上肌腱的大拇指側旁凹陷處

〔適應症〕咳嗽、喉嚨痛、嘔吐、手肘痛

孔最 *
手臂內側的手腕和手肘之間，離手肘 1/3 處，按壓時會痛的地方

〔適應症〕感冒、咳嗽、喉嚨痛、頭痛、手肘痛、痔瘡

間使 *
手腕內側橫紋中央往手肘內側橫紋延伸線上離手肘四根指頭寬處

〔適應症〕心痛、心悸、胃痛、嘔吐、焦躁、手肘痛

通里 *
手腕內側橫紋上的小指側旁往手肘方向的一根大拇指寬處

〔適應症〕舌痛、心悸、頭痛、眩暈、不正常出血

內關 *
手腕內側橫紋中央往手肘方向三根指頭寬處，按壓時會刺痛的地方

〔適應症〕心痛、心悸、胸痛、胃痛、嘔吐、打嗝、失眠、偏頭痛

列缺 *
手腕內側橫紋上的大拇指側旁往手肘方向的二根指頭處

〔適應症〕頭痛、咳嗽、喉嚨痛、感冒、鼻炎、蕁麻疹

神門 *
手腕根處內側橫紋上的小指側旁

〔適應症〕心痛、焦躁、失眠、健忘、頭痛健忘、頭痛

少商 *
大拇指指甲根處的外側

〔適應症〕扁桃腺、喉嚨痛、咳嗽、發燒

手三里 *
曲池往大拇指方向三根指頭寬處，會有壓痛的地方

〔適應症〕頸肩痛、牙痛、下巴痛

支溝 *
手腕背面橫紋往手肘方向四根指頭寬處，稍微靠手腕側，會有壓痛的地方

〔適應症〕便秘、耳鳴、重聽、脅痛、嘔吐

外關 *
手背的手腕附近紋路集中處往手肘方向三根指頭寬處

〔適應症〕頭痛、臉頰痛、重聽、耳鳴、肩背痛、手肘痛

合谷 *
大拇指與食指根處呈 V 字形交叉點處，按壓時會有壓痛或雖痛卻也舒服的地方
※ 孕婦不可過度刺激

〔適應症〕頭痛、牙痛、喉嚨痛、頸肩痛、胃痛、腹痛、便秘

腰腿點 *
手背上食指與中指骨頭根處的凹陷處，以及無名指與小指的骨頭根處凹陷處

〔適應症〕閃到腰

落枕 *
手背上食指與中指的骨頭交差處

〔適應症〕落枕、頸痛

曲池 *
手肘呈直角彎曲時的內側橫紋外側與手肘前端之間的中央凹陷處

〔適應症〕發燒、手肘痛、牙痛、月經不順、皮膚炎、高血壓

後谿 *
握拳時小指根處上的紋路中靠手腕側的紋路外側

〔適應症〕頭痛、頸痛、肘肩痛、手肘痛

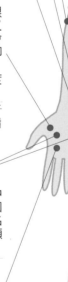

〔腳、腿〕

血海 *
彎曲膝蓋時，膝蓋盤內側上面三根指頭寬處的肌肉隆起處

〔適應症〕月經不順、經痛、不正常出血、蕁麻疹、濕疹

陰陵泉 *
小腿內側往膝蓋方向觸摸到骨頭時，指頭會自然停下來的地方

〔適應症〕腹脹、浮腫、小便排泄不順、膝蓋痛

承山 *
小腿肚用力時，中央處會出現如小山般隆起的頂部

〔適應症〕腰背痛、痔瘡、便秘、鼻血、腹痛

足三里 *
觸摸小腿前側骨頭時的骨頭隆起處，往外一根指頭寬的地方

〔適應症〕胃痛、嘔吐、腹脹、消化不良、腹瀉、便秘、乳腺炎、浮腫

崑崙 *
阿基里斯腱與外側腳踝之間的凹陷處

〔適應症〕頭痛、頸痛、鼻血、腰痛、難產

陽陵泉 *
腓骨頭（膝蓋外側斜下方隆起的部分）內側斜下方的凹陷處

〔適應症〕高血壓、脅痛、膽囊炎、坐骨神經痛、顳顎關節症、肩痛

三陰交 *
腳踝內側四根指頭上的骨頭旁凹陷處
※ 孕婦不可過度刺激

〔適應症〕消化不良、月經不順、經痛、難產、蕁麻疹

復溜 *
腳踝內側往膝蓋方向的三根指頭凹陷處

〔適應症〕腹瀉、浮腫、腹脹、盜汗、腰痛

太谿 *
腳踝內側中心與阿基里斯腱中央處之間的凹陷處

〔適應症〕頭痛、眩暈、喉嚨痛、牙痛、耳鳴、月經不順、健忘、失眠、ED、頻尿、腿腰的疲倦感與疼痛

女膝 *
位在腳跟上，正好是腳底與腳背分界線，皮膚顏色開始不同的地方

〔適應症〕膝蓋痛、齒槽膿漏

裏內庭 *
腳底食趾根處彎曲食趾時會觸摸到的地方

〔適應症〕胃痛、吃壞東西

湧泉 *
彎曲腳趾時，足弓處出現像小山般紋路頂端、幾乎位在腳底正中央處

〔適應症〕頭痛、發昏、喉嚨痛、便秘

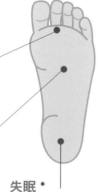

失眠 *
位在腳跟正中央的腳底處

〔適應症〕失眠

內庭 *
腳背的食趾與中趾之間會有壓痛的地方

〔適應症〕牙痛、鼻血、腹痛、腹脹、腹瀉、吃壞東西

太白 *
腳背內側大拇趾根處的凹陷處

〔適應症〕胃痛、腹痛、腹脹、嘔吐、腹瀉、便秘、痔瘡、食慾不振

太衝 *
觸摸腳背上大拇趾與食趾之間骨頭時，呈 V 字形的骨頭中間會有壓痛的地方

〔適應症〕眼睛疲勞、視力模糊、頭痛、月經不順、脅痛

※ 有「*」記號的經穴，表示左右兩邊都有。

以指頭寬度為基準，配合視診與觸診來決定位置

找出**經穴**與**奇穴**等位置的行為，稱為「**取穴**」。經穴與奇穴的位置有一定的基準，會以離特定場所「○根大拇指」的方式來指定，例如最常用的一根大拇指，就是指大拇指中最粗的地方的寬度，而二根指頭，則是指食指加中指的寬度。

以這種方式大致掌握位置後，就必須進一步利用視覺與觸覺，決定經穴的準確位置。由於經穴與奇穴的位置會有個人差異，所以不見得找到的位置，一定都與基準完全一致。

因此必須透過視覺確認，是否有偏紅或偏藍白等色調上的差異，再透過觸覺確認，是否有皮膚乾燥與粗糙、按壓時的抵抗、硬塊與浮腫、疼痛、舒暢感等反應。換句話說，要決定經穴與奇穴的準確位置，必須利用五感的作用。

依狀態採用按壓、揉捏、推壓、摩擦等方式加壓

要按壓經穴與奇穴時，最容易的方法是用大拇指按壓，而按壓的力道以三到五公斤重的壓力為主。要知道自己的按壓力道，可利用體重計來確認。一定要事先掌握清楚用多少力時，會出現多少壓力，而力道的增減又該分幾個階段。

若一開始就猛然在經穴與奇穴上施加強大壓力，很容易引發疼痛，甚至傷到肌肉，必須慢慢施加壓力，並遵守按壓幾秒鐘後，就慢慢放掉力量的原則。按壓時應配合病患的吐氣時機，才會有效果，因為吐氣時肌肉會鬆弛，比較容易讓壓力傳到更深的地方。

即使只是輕輕揉捏或摩擦或敲打經穴與奇穴四周的肌肉，同樣會有效果。此外，若能並用將手指貼在經穴與奇穴上，不斷轉圈推壓等方法，就能期待更大的效果。

施力時以「雖痛卻也舒服」的程度為基準，若發現疼痛情形較強時，就趕緊減弱力道，而萬一疼痛情形非常嚴重，就採改輕輕摩擦的方式。千萬不能任由蠻力按壓，或長時間在同一個地方加壓，否則反而會讓症狀惡化，一定要多注意。

找出經穴與奇穴位置的取穴，是以指頭寬度為衡量基準

一根大拇指寬	二根指頭寬	三根指頭寬	四根指頭寬
（1寸）	（1.5寸）	（2寸）	（3寸）

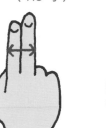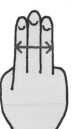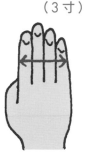

要標示經穴與奇穴的位置時，會以關節和骨頭、肚臍等特定位置為基準，再以離該處一根大拇指寬或二根指頭寬等方式標示。實際上會用寸來表示，而此處的一根大拇指寬相當於 1 寸、二根指頭寬相當於 1.5 寸、三根指頭寬相當於 2 寸、四根指頭寬相當於 3 寸。

經穴與奇穴的位置要利用觸覺與視覺來決定

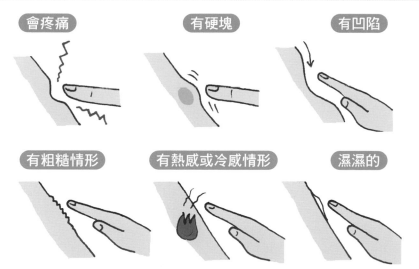

會疼痛　　有硬塊　　有凹陷

有粗糙情形　　有熱感或冷感情形　　濕濕的

利用指頭寬度取穴後，就必須透過觸覺與視覺來決定經穴與奇穴的精準位置，只要按壓時有出現疼痛、硬塊、凹陷……等異狀，該處就是必須治療的經穴或奇穴。有出現斑點的地方，通常也都是治療點。

> ### 經穴與奇穴的位置會有個人差異，
> ### 需利用觸覺與視覺來特定出位置

何謂針治療？

這是將醫療用的針刺在經絡上的經穴等處，藉由刺激身體反應來改善氣與血的停滯情形，以調整全身平衡狀態，進而改善失調情形的治療法，廣被各國的醫療現場利用。

主要關鍵字 針 經穴 經絡 管針法

透過針刺皮膚的刺激，調整體內的陰陽平衡

中醫的治療法，除了有用生藥的漢方治療外，還有**針**和**灸**以及**氣功**等，完全不借助藥的力量的治療法。

針治療是將針刺在發生病變的部位與臟腑有很深關係的**經穴**上的治療法，利用刺激經穴的方式，來改善流動在**經絡**裡的**氣**與**血**，以調整體內的陰陽平衡，進而恢復原本應有的健康狀態。

針治療還能期待調整自律神經平衡的效果，實際上針過後，不但血流會變順暢，也會感受到身體變暖和，就是因為自律神經中的副交感神經處於優勢，才讓身心進入舒壓的狀態。在舒壓狀態裡，不僅身心能得到療癒，也能有助消除疲勞，而只要持續進行針治療，就能讓全身狀態愈來愈好，甚至因此提高免疫力。

針治療對象的代表性症狀，有肩膀僵硬痠痛、腰痛、神經痛、關節炎等，以及近年來因打電腦而有增加趨勢的頸椎、肩、手臂等問題，也能有效減緩甚至解除以頭痛為首的各種疼痛。

不僅如此，針治療還常常被用來治療消化器官系統疾病與異位性皮膚炎、支氣管氣喘、失眠症、更年期的手腳冰冷與發麻、發昏等症狀，甚至被用來減緩癌症等化學治療的副作用。

不只日本和中國，而是廣被全世界利用的治療法

古代中國將針用來鎮痛與外科治療，後來才逐漸發展出利用針帶給身體物理性的刺激，藉以調整氣流，以改善疼痛與疾病的治療法。

針治療是在六～七世紀時傳到日本，並由江戶時代的杉山和一（後來的杉山檢校）確立**管針法**（→ P174），成為日本針治療的基礎。

明治之後，由於傳入西方醫學，針治療因此曾衰退了一段時期，不過今日已經有大學開始設立針灸等學系，積極研究並培育專家。

針治療的適應範圍非常廣，並在二十世紀後期傳入歐美等世界各國，目前有許多醫療現場都在使用，一九九七年時，NIH（美國國家衛生研究院）甚至發出針灸適應疾病的合意聲明書，讓針治療成為各種疾病的有效治療法，並得到國際認同。

針的種類

●一般的針

日本針灸院等處最常使用的針，通常以不鏽鋼為主，長度與粗細度也會依目的而不同，例如長度有5分（15mm）、1寸（30mm）、1寸3分（40mm）、1寸6分（50mm），粗細度從0.1mm～0.34mm都有，其中長度為5分、粗細度為0.1mm的針，多被當成針在臉上的美容針使用。（審訂注：台灣常見的針為5分、1寸、1寸半、3寸。）

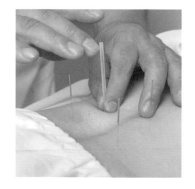
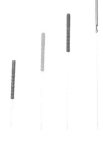

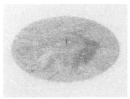
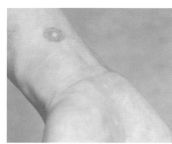

●圓皮針

這是圓形OK繃上附有長0.3～0.6mm的針，主要貼在皮膚上使用。由於幾乎不會有疼痛感，對「害怕被針刺」或「好像會痛」而感到恐懼的人來說，可以從這種圓皮針開始嘗試治療。（審訂注：台灣不常見，但耳針與圓皮針類似。）

●稀有針

中國針比日本所用的針，長度長很多，例如照片中的針，長度分別為3寸（約9cm）與5寸（約15cm），在日本並不常見，不過日本仍有針灸院使用。

這是古代被稱為「九針」的針，不只有用來刺的毫針，也有用來割開放血以排膿的針，以及用火加熱後直接刺的針，當然也有按摩和按壓經穴時用的針（不刺在皮膚上的針）。

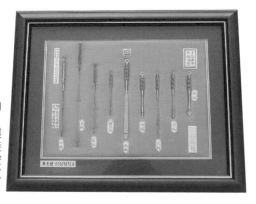

針治療就是將針刺在經穴上，以改善經絡裡的氣與血流動情形

針治療的方法

日本是以利用筒狀器具進行針治療的管針法為主流。進行針治療時，雖然是將針刺在與身體出問題有很深關係的經穴上，但必須依症狀改變刺的角度與深度以及時間等。

主要關鍵字 管針法 針管 圓皮針 經穴 得氣 氣至 候氣 補瀉

因為出現使用針管的管針法，讓治療不再痛苦

目前日本最常使用的治療法，就是「**管針法**」。管針法是利用名為**針管**的筒狀器具，將細長的**針**刺進皮膚裡的方法。使用這種方法，因為能讓又細又軟的針，準確地刺進皮膚裡，因此幾乎不會感到疼痛。以往多使用高壓滅菌消毒過的不鏽鋼針管，但今日為預防感染並考量到衛生層面，已經改以用完即丟型的塑膠針管為主流。此外還有用貼的**圓皮針**，可以一次貼上好幾天。（審訂注：台灣不常使用圓皮針。）

實際要進行之前，必須先找出**經穴**的位置，但因為經穴位置存在個人差異，所以應先用手指觸摸基準位置四周，確認皮膚色調不同的地方、表面有乾燥粗糙的地方、按壓時會痛或有腫脹或硬塊的地方等等，找出反應最強的地方，以決定經穴位置。

接著要考慮將針刺進去的角度，例如直直刺入還是斜斜刺入，必須選擇最適合該經穴的角度。之後只要稍微用力將針管壓在經穴上，讓筒裡的針掉下來，就能瞬間刺進皮膚裡。此時因為針管壓在皮膚上的緣故，在這種壓迫感的掩護下，讓人幾乎感受不到針刺進去的感覺。接著再用指尖輕敲露在針管上方的針的前端，就能讓針慢慢地刺進皮膚裡。最後拿掉針管，再將已經刺在皮膚上的針，進一步慢慢地刺得更深。

拔掉針後，精準掌握氣與血流動情形的變化

一旦針刺進去後，體內會透過經穴傳來無以言喻的發麻感，這種情形稱為「**得氣**」。而在此同時，幫忙進行針治療的人，也會透過針感受到病患肌肉微微的顫動，以及彷彿針被推回來的感覺，這種情形就是「針下氣至」，被稱為「**氣至**」。至於沒有出現得氣情形，必須利用人為方式，以技巧來得氣的情形，就稱為「**候氣**」。（審訂注：中醫學所謂針感有八種：酸、困、重、漲、麻、痺、走、竄。）

中醫的治療法裡，還有所謂「**補瀉**」的方式，是依身體狀態進行「補」（補足身體不足的物質）或「瀉」（排除身體不需要或有害的物質）的動作，針治療也是一樣，是利用操作針的方式來補**正氣**、瀉**邪氣**，進而改善失調狀態。

補瀉法有轉動針的**捻轉補瀉**法、將針上下移動的**提插補瀉**法、改變拔針速度的**疾徐補瀉**法、依經絡流動方向改變針的**迎隨補瀉**法等等。

針治療時會使用毫針與針管

●毫針

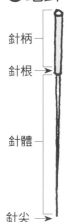

針柄 ─

針根 ─

針體 ─

針尖 →

目前最廣被使用的針。手握的部分稱為「針柄」，刺入身體的部分稱為「針體」，而針體前端稱為「針尖」，與針柄相連的地方稱為「針根」。

●針管

圓筒形　　六角形　　斜刺用

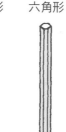

針管自古就有各種不同的形狀，材質也有黃銅、不鏽鋼、玻璃等，而且比使用的針還短上 3～4mm，但今日已經以用完即丟型的塑膠製針管為主流。（審訂注：台灣以圓筒形為主。）

調整氣血的補瀉法技巧

捻轉補瀉法

轉動針來改變方向，以進行補瀉的方法。

補

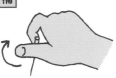

將右手大拇指用力往前推，同時將食指輕輕往後拉，讓針以順時鐘方向轉動。

瀉

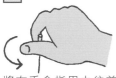

將右手食指用力往前推，同時將大拇指輕輕往後拉，讓針以逆時鐘方向轉動。

提插補瀉法

將針上下移動，並改變力道，以進行補瀉的方法。

補

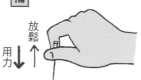

放鬆

用力 ↓ ↑

刺入時適度用力，拔起時放鬆力量。

瀉

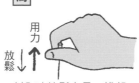

用力

放鬆 ↓ ↑

刺入時放鬆力量，拔起時適度用力。

疾徐補瀉法

改變拔針速度的補瀉法。

補 慢速刺入、快速拔起。

瀉 快速刺入、慢速拔起。

迎隨補瀉法

配合經絡流動方向的補瀉法。

補 順著經絡流動方向刺針。

瀉 逆著經絡流動方向刺針。

呼吸補瀉法

配合病患呼吸的補瀉法。

補 在病患吐氣時刺針，吸氣時拔針。

瀉 在病患吸氣時刺針，吐氣時拔針。

開蓋補瀉法

透過針孔（拔針後留下的洞孔）處理方式進行的補瀉法。

補 拔針後立刻將手指按住針孔。

瀉 拔針時刻意搖動針來擴大針孔，且不將手指按住針孔。

何謂灸治療？

這是用乾燥艾草葉製成艾草絨所進行的治療法。實際做法是將艾草絨放在經穴上，再燃燒艾草絨來治療，能利用溫熱效果改善身體的失調情形。

主要關鍵字 灸 艾草絨 經穴 艾葉 直接灸 間接灸

利用溫熱效果促進血流，同時改善經絡流動

灸治療是將**艾草絨**捻成小顆粒後放在**經穴**上，再點火煙燻的治療法。採取**針**治療時，是透過針刺激經穴的方式，來改善失調情形，但灸治療是借助燃燒艾草絨產生的熱，透過經穴傳入體內，以促進血流並改善**氣流**，進而解除各種失調的情形。

艾草絨是用乾燥艾草葉背面的絨毛所製成，而艾草葉就是知名的**生藥艾葉**，自古就被認為具有提高自然治癒力與免疫力的作用，廣被用來食用，或做為**漢方藥**使用，甚至放進熱水裡泡澡，目的在預防疾病與增進健康。

就溫熱身體這一點來說，灸和入浴法很像，只要用灸來溫熱身體，就能得到消除疲勞與舒壓等效果，就結果來說，能有效減緩壓力，也能調整自律神經的平衡狀態。其實不只是溫熱效果，灸治療還能讓艾草的有效成分進入體內，非常值得期待更大的效果。

就具體症狀來說，常被用來治療關節痛與肌肉痛、神經痛、與冰冷有很深關係的更年期障礙、不孕症等婦女病。

直接放在皮膚上的灸及熱傳導方式的間接灸

灸治療可分為直接將艾草絨放在皮膚上的**直接灸**，以及將薑等物墊在艾草絨下的**間接灸**。

直接灸是將艾草絨直接放在皮膚上，再用線香等物點火燃燒，直到全部燒完為止。艾草絨的尺寸從半顆米粒大小到直徑與高度皆為 1cm 都有，會依治療目的改變使用的尺寸。在直接灸當中，將半顆米粒到一顆米粒大的艾草絨，直接放在皮膚上燃燒到完的治療法，稱為「**透熱灸**」。

在間接灸當中，將大蒜或薑墊在艾草絨下，讓熱溫和地傳到體內的治療法，稱為「**隔物灸**」。其他還有市面上所販賣，按一下就能貼在皮膚上，附有底座的間接灸（「**台座灸**」）。

在間接灸當中，還有一種方法是不碰觸皮膚，只將灸靠近皮膚溫熱的方法。例如將艾草絨固定成棒狀的**棒灸**，就是燃燒灸的前端，並從距離皮膚幾公分的地方來溫熱經穴。此外還有將揉成團的艾草絨放在針上，再點火溫熱的**灸頭針**，以及將艾草絨放進箱子等專用器具裡溫熱的方法（**箱灸**）。

灸與艾草絨的種類

●直接灸　直接將艾草絨放在皮膚上的灸

透熱灸	將半顆米粒到一顆米粒大的艾草絨，直接放在皮膚上，再用線香點火燃燒到完為止。通常很快就會燒完，所以在將艾草絨點火時，速度要快。
燒灼灸	透熱灸的一種，用來治療長魚鱗或長繭。會將艾草絨放在患部上，再用線香點火燃燒，以燒掉因角質化已經變硬的患部。必須持續進行到去除掉魚鱗或繭為止。
打膿灸	將皮膚燒出約大豆的面積，再將藥膏塗在燙過的傷痕上，以讓傷口化膿的方法。原本被用來治療腫瘤等症狀，但日本多為增加白血球以提高免疫力而進行。
知熱灸	將半顆米粒到一顆米粒大的艾草絨，點火燃燒到八成後就熄火，以避免留下痕跡的方法。有時也會使用尺寸更大的艾草絨，燃燒到病患感覺到熱時就立刻移開的方法。

〈艾草絨的種類〉

燃燒速度依艾草絨的純度而不同，純度愈高的艾草絨燃燒得愈快，所以適合直接灸，而純度低的艾草絨因為得花更久時間燃燒，而且比較高溫，所以適合間接灸。

●間接灸　艾草絨不會直接碰觸皮膚的灸

隔物灸	將薑或大蒜等日常常見的東西切片後放在皮膚上，再將艾草絨放在上面後點火。有時也會使用味噌（味噌灸）或鹽（鹽灸）等物，都具有緩和熱的效果。有時甚至會將大蒜磨成泥後使用，此時就必須先鋪上和紙或紗布，再將大蒜泥放在上面進行。
台座灸	先製作台座，再放上艾草絨。市面上販售的幾乎都是台座灸，非常方便家庭使用，所以非常普及。
棒灸	將棒狀灸點火，再直接用手拿或利用專用器具將灸靠近皮膚，以溫熱患部。這是利用輻射熱（放射線熱）進行的方法，可改變與皮膚之間的距離，來調整熱度。
胡桃灸	將艾草絨放在泡過對眼睛有幫助的漢方濃縮劑的胡桃殼上，再放在眼睛上，利用適度的熱來減緩眼睛疲勞等症狀，對消除黑眼圈也很有效。
灸頭針	將針刺在皮膚上，再將揉成團的艾草絨放在針柄上點火。這是可同時期待針刺激與輻射熱效果的方法。
箱灸	將艾草絨放進內部以石膏等物進行過防火作業的箱形容器裡，然後點火加熱。可在腰、腹、背等集中較多經穴的地方，各放上箱子來同時治療。

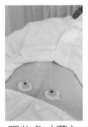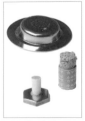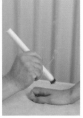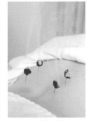

（左起）將艾草絨放在薑片上的隔物灸、市面上販售撕掉膠紙後貼上去的台座灸、慢慢傳熱的棒灸、將艾草絨放在針頭上的灸頭針。

隔物灸（薑）　　台座灸　　　棒灸　　　灸頭針

應用在各領域的針灸治療

◆活用在壓力社會裡日益增加的心理疾病

　　人活在這個世界上，不論工作還是生活，都承受著各種壓力，而中醫認為這些壓力，會造成肉體上與精神上的各種「扭曲」，進而引發疾病。針灸治療也是一樣，認為這些「扭曲」必須透過針刺的方式刺激，讓身體產生反應來矯正「扭曲」情形，以恢復原本的健康狀態，這也是針灸治療非常重要的目的。

　　針治療可期待的效果，有以直接刺激的方式，改善局部疼痛或發麻等情形，此時可針對出現問題的經絡，將針刺在經穴上，或放上灸來治療。

　　此外還有報告指出，能有效解除局部的肌肉緊張，也能促進血液循環來改善血流，甚至能提高免疫力。不僅如此，更應矚目的是對自律神經（交感神經與副交感神經）所發揮的作用，因為有愈來愈多人並用針治療的方式，來治療憂鬱症與恐慌症等疾病。

　　過勞是憂鬱症的原因之一，所以通常有憂鬱症的人，常常會有肩膀和脖子僵硬痠痛，以及失眠等情形，而就中醫的觀點來說，憂鬱症是病患的氣滯情形很嚴重的狀態表現。當負責促進氣循環的肝功能變差時，氣的循環就會停滯下來，導致肩膀和脖子等處僵硬痠痛。此外，一旦受到壓力，首先會停滯不前的經脈是胃經，其次是膽經、心包經，而只要經脈的流動情形停滯不前，就會阻礙心的運作，導致出現焦躁、不安、失眠等症狀。

　　現代人已經不分晝夜，幾乎都工作過度，甚至出現過勞現象，加上一直坐在辦公桌前打電腦，也難怪肩膀和脖子會僵硬痠痛，若不好好照顧，持續如此工作下去的話，疲勞感和僵硬感就會逐漸麻痺，因為這就像是身體的一種防衛反應，會讓交感神經位居優勢，以保護自己不再感到疲勞。

　　一旦發展到這個地步，負責讓身體休息的副交感神經，就會開始無法正常運作，即使到了夜晚，仍會維持交感神經興奮的狀態，導致無法入眠，最後累積了慢性疲勞。

　　只要利用針灸來舒緩身體的緊張，就能慢慢減緩疼痛與僵硬，甚至也能改善氣滯的情形，讓原本停滯不前的經脈開始順暢流動，不僅能舒緩身體，也能舒緩心理，讓身心都能進入良好的狀態。

◆醫療合作擴展了治療的可能性與對失智症的效果

　　進年來在治療憂鬱症等心理疾病時，不只會採用針灸治療，也會並用漢方藥或西藥等藥物療法，以及心理諮商等療法，最終目的是要逐步減少用藥量。總之，今後有必要由精神科醫師與各專家聯手組成團隊來治療疾病。

　　不過還是有很多人，並不知道針灸治療對心理疾病也有效，所以很少有人一開始就是為了治療心的失調情形，而接受針灸治療。中醫的基本觀念非常注重「身心一如」，認為心理與身體要一起考量，而不是分開來看。簡單地說，心理是身體的一部分，所以治療時，必須抱持身體的僵硬會造成心理僵硬的觀念來進行。

　　近年來還將針灸利用在失智症的治療上，事實上自古就將針灸用來治療腦血管障礙的疾病，利用促進腦內血液循環的方式來提高腦功能，以治療腦中風後的後遺症等。

　　另一方面，西醫對失智症的治療，則是以投入改善腦內血液循環的藥物為主。由此可見，只要改善腦內血液循環的情形，就能改善失智症，所以能促進腦內血液循環的針灸，當然能有效治療腦血管障礙及失智症。目前中國等地，已著手在收集針灸對治療失智症的效果資料，日本也開始培養治療失智症的合格針灸師，顯見針灸治療對失智症的效果，愈來愈受到矚目。

針治療對「血管性失智症」中核症狀的改善情形

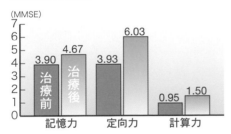

調查 天津中醫藥大學（對象112人）
※ 分數愈低，症狀愈嚴重

天津中醫藥大學對112名患有血管性失智症的病患，進行12週針治療的臨床研究，結果發現每週進行1次針治療（刺激的穴道有外關、氣海、中脘、膻中、血海、足三里、上星、百會、四神聰）後，病患的認知功能評估量表（MMSE）值，記憶力從3.9提高為4.67，定向力從3.93提高為6.03，計算力從0.95提高為1.50，都有改善的情形。

針治療對「阿茲海默症」中核症狀的改善情形

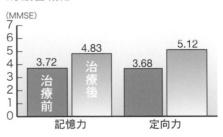

調查 天津中醫藥大學（對象98人）
※ 分數愈低，症狀愈嚴重

同為天津中醫藥大學所做的臨床研究，讓98名阿茲海默症病患接受同樣的針治療，結果記憶力從3.72提高為4.83，定向力從3.68提高為5.12，顯示同樣得到改善。

※ 摘自《三焦氣化失司與老年期癡呆》（韓景獻）。「中核症狀」指基本症狀，「定向力」指掌握基本狀況的能力。

手技療法

手技療法是指利用手或指頭以按壓、揉捏、撫摸、摩擦等各種方法，對有問題的部位進行治療的方法，世界各國都發展出各種獨自的手技療法。

主要關鍵字 手技療法 按摩 指壓 西式按摩

刺激身體以維持健康，並改善失調情形的療法

　　手技療法是指用手指以揉捏或敲打等方式刺激身體，藉由身體反應來治療失調情形的療法。代表性的手技療法有**按摩**和**指壓**與**西式按摩**，其中按摩來自中國，指壓來自日本，西式按摩來自歐洲，是世界各地發展出來的特有手技療法，之後更在各國與地區的自有特色影響下，完成獨自的理論，並以調整身體失調為主要目的而廣為普及。

　　按摩以「按壓」和「揉捏」為主，是從衣服上面直接施與或強或弱的刺激，主要是沿著**經絡**按壓或撫摸，藉以改善氣與血的循環，或按壓能有效改善症狀的相對應**經穴**，以調整身體狀況。

　　指壓與按摩同樣都是在穿著衣服的情形下，直接刺激經絡或經穴的手技療法。進行時雖然以「按壓」為主，但是以按摩的手技療法為基礎，並搭配**導引**（一邊活動肌肉與關節，同時將**氣**導入體內的療法）、**柔道活法**（利用刺激讓失神者醒過來的療法）、來自美國的脊椎指壓等，形成一個完整的體系。

　　西式按摩則是在不穿衣服的情形下，直接對皮膚進行「撫摸」及「摩擦」等刺激的手技療法，除能讓身心得到舒壓外，也常常並用沿著經絡流動方向，採取指壓或按摩等療法，以得到治療的相乘效果。

在充滿壓力的現代社會裡更形活躍

　　在日本要從事按摩、指壓、西式按摩等行業，必須取得國家發行的「**按摩指壓師**」執照，而要取得這個執照，必須擁有高中學歷（或同等學歷），並進入專門學校等訓練機構，學習三年手技療法的理論與實技、臨床實習、中醫及基礎醫學等教育課程（視障者需在啟明學校高等部專攻科或保健理療科學習）。只要通過這項國家考試，就能以按摩指壓師身分，在醫院或治療院、健身中心等處工作。

　　手技療法不僅能改善身體的失調情形，也具有讓身心舒壓的效果。

　　甚至對慢性疾病及不定愁訴（原因不明的痛苦症狀）等也很有效，對充滿壓力的現代社會來說，今後更加期待按摩指壓師的活躍。

代表性的手技療法

按摩

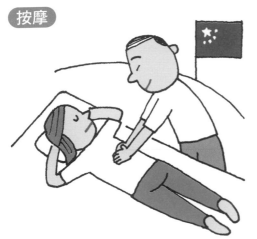

按摩誕生於中國，在奈良時代傳到日本。主要是在輕薄的衣服上直接按摩，以改善肌肉的僵硬與失調情形，有利用手指或拳頭揉捏、敲打等手技。

指壓

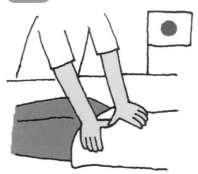

江戶時代普及開來的民俗療法，是日本自創的手技療法。主要是將自古就廣被使用的按摩技術，融合導引及柔道活法等技術而來的手技療法，會用手掌及大拇指，慢慢施加壓力在身體上。

西式按摩

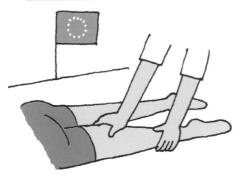

誕生於歐洲的西式按摩，原本就被視為醫療行為而廣被使用。不同於按摩與指壓，是直接碰觸皮膚進行，有撫摸、摩擦、揉捏、敲打等技法。

**只用手而不用道具進行的手技療法，
能改善身心的失調情形**

按摩療法

按摩誕生自中國，是以「推拿」和「撫摸」為基本的手技療法，日本則以中國的手技為基礎而獨自發展，今日是以「揉捏」為主在進行治療。

主要關鍵字 按摩 導引按蹻 輕擦法 揉捏法 叩打法 壓迫法 振顫法 運動法 曲手

綜合揉捏、按壓、捏拉等手技來改善失調情形

　　按摩是中國傳統的治療法之一，「按」是指按壓、「摩」是指撫摸，來自「**抑按調摩**」（以按壓來抑制並以撫摸來調和）一詞，簡稱為「按摩」。按摩的歷史非常悠久，早在奈良時代就傳到日本，並被定位為日本醫療的一環，不過據說當時是以**導引按蹻**（按壓身體並活動肌肉與關節來將**氣**引入體內的治療術）的形態傳入。

　　按摩的主要目的，是要按壓或撫摸有失調情形的部位，藉以減輕疼痛並舒緩僵硬，進而促進血液循環。這種以「用手治療」為基本的按摩，廣被民間使用，並在這段期間內，逐漸發展出日本獨特的方法來，而在今日的各種手技當中，最廣被採用的是用手指揉捏的手技法。

透過衣服帶來刺激，並由中心往外側進行

　　按摩基本上是依據**經絡**理論進行，是沿著經絡刺激身體，以促進氣與血的循環，進而改善失調情形的手技療法。進行時，會由身體中心部位，也就是靠近心臟的地方，以縱、橫方向或畫圓方式往末端揉捏而去。例如要按摩上臂時，會從肩膀往手指方向，採取離心方式刺激身體。

　　不同於脫下衣服進行的西式按摩，按摩是在輕薄的衣服上面直接進行，若遇到外露的皮膚，還會將手帕等物覆蓋在上面。透過輕薄衣服或手帕刺激身體，能舒緩僵硬的肌肉，改善肌肉組織裡的循環，進而改善失調情形，這就是「按摩」。

　　目前按摩的基本手技主要有七種，將手緊貼著撫摸的是**輕擦法**，用手指捏拉並揉散的是**揉捏法**，用手指敲打的**叩打法**，在患部上施加壓力的壓迫法，晃動手指讓患部振動的**振顫法**，在關節鬆弛狀態下轉動患部的**運動法**，滾動並輕敲手的**曲手**。

　　日本還獨自開發出在腹部上按摩的**按腹**，是以**五臟六腑**要塞的三焦為中心，透過按摩來解除腹部的僵硬，不僅能改善內臟的失調情形，也能有效改善全身的失調情形。

按摩的七種基本手技

輕擦法（按撫法）

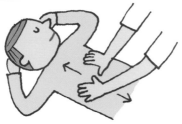

將手掌緊貼在身上，以相同壓力及速度，朝一定方向輕輕撫摸及摩擦的方法。以較強力道輕輕撫摸及摩擦的手技，則稱為「強擦法」。

揉捏法（揉撚法）

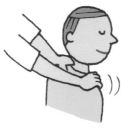

將手或手指緊貼在身上，按壓肌肉或用力揉捏的方法。能促進血液及淋巴循環，具有提高新陳代謝的效果。

叩打法

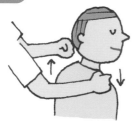

用于或手指敲打身體表面的方法。會輕握拳頭敲打，或豎起雙手手掌，以小指敲打，設法利用雙手所有可用的地方來進行。

壓迫法

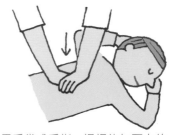

用手掌或手指，慢慢施加壓力的方法。能有效抑止神經痛等疼痛及痙攣。

振顫法

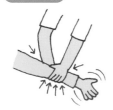

將手掌或手指緊貼在患部上，一邊慢慢輕壓，一邊持續不斷振動的方法。能有效讓神經和肌肉得到舒緩。

運動法

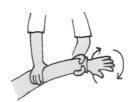

放鬆關節的力量，等關節完全處在鬆弛的狀態下後，再轉動關節的方法。能讓關節的活動變順暢，也能有效預防及改善因運動造成的損傷。

曲手法

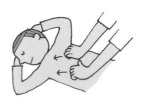

目的在消除疲勞等情形的手技。主要是握拳後敲打，或轉動拳頭進行，是「叩打法」變化而來的手技。

按摩是從衣服上面撫摸或摩擦，在身上施加壓力的手技

183

指壓療法

使用大拇指和手掌在身體上施加壓力，利用身體的反應來改善失調情形的治療法。這是以來自中國的按摩為基本，將日本獨自發展出來的方法論體系化的手技療法。

主要關鍵字 指壓 押壓操作 拇指壓 手掌壓

來自民俗療法，誕生於日本的手技療法

指壓是用手指或手掌按壓**經絡**與**經穴**等處，以刺激身體的手技療法，利用施壓的刺激來提高自然治癒力與恢復力，以改善失調的情形。

指壓時的重點，在於對立體的身體，保持手指垂直來按壓，並採取階段式改變壓力強弱的方式，達到所謂「雖痛卻也舒服」的程度。由於指壓不使用任何器具或藥物進行，完全不必擔心會有副作用，最大優點就是男女老幼都適用，而且可視狀況選擇指壓的手技法，以進行精準的治療。

做為民俗療法廣被使用的指壓，是將**按摩**的手技，融合將**氣**導入體內的**導引**，以及等同柔術治療法的**柔道活法**而來的手技療法，並在大正時代初期整合為指壓，再加入來自美國的整體術脊椎指壓與整骨等理論，確立為日本獨特的手技，直到今日。

指壓是以觸摸、按壓、持續施加壓力、放開等各種技巧進行的手技療法，不過觸摸時的基本，是以輕柔觸摸為主，避免有抵抗感或緊張感。

依據症狀和目的使用不同方法來施加壓力

最適合指壓的手指是**拇指**（大拇指），其手技稱為「**押壓操作**」，利用改變按法及力道來改善失調情形。

按法也有許多種類，能依症狀及目的來區分使用，包含慢慢按壓的**漸增壓**，與更進一步慢慢加壓的**緩增壓**，以及急速加壓的急增壓等。放開時的方法也有許多種，包含慢慢放鬆力道的**漸減壓**，與更進一步慢慢放開手指的**緩減壓**，以及急速放開手指的**急減壓**等，不過通常以**漸增漸減壓**（慢慢施加壓力，再慢慢放開）為基本。

指壓時，在手指按到恰到好處的深度後，會持續加壓一段時間，並集中精神在手指尖的神經上，以感受身體的微妙反應，再決定按壓的強度與時間。

只使用**大拇指**進行的**拇指壓**，有**單手拇指壓、雙手拇指壓、重疊拇指壓**；並用其他手指進行的指壓，則有**二指法、三指法**。此外還有用整個手掌按壓的方式（**手掌壓**），包含**單手掌壓、雙手掌壓、雙手重疊掌壓**。總之，區分使用這些方法來進行指壓，才是最重要的事。

指壓的八種基本手技

●拇指壓

單手拇指壓

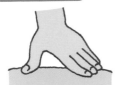

在以大拇指為主的手法中，只使用左右其中一根大拇指來按壓的方法。其他四根指頭只負責輕輕支撐，以取得平衡。

雙手拇指壓

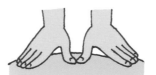

同樣是以大拇指為主的手法，將左右二根大拇指連在一起按壓的方法。由其他四根指頭負責支撐以取得平衡，雙手大拇指要同時按壓。

重疊拇指壓

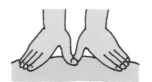

將左右大拇指重疊在一起按壓的方法。若上面的大拇指力道過強，會造成下面的大拇指負擔，所以進行時，只要在下面的大拇指上用力即可。

●二指壓、三指壓

二指壓

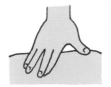

將中指疊在食指上，再用食指指腹按壓的方法。也有用大拇指和食指夾住後，再一邊施加壓力一邊慢慢往後拉的方法。

三指壓

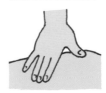

將食指、中指、無名指併攏後，利用指腹按壓的方法。要確實將指腹貼在身上按壓，不能用指甲按壓。

●手掌壓

單手掌壓

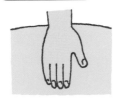

只用慣用手來按壓的方法。使用整個手掌按壓，並讓力量以垂直方向施加在身體上，按壓的範圍會比較廣。

雙手掌壓

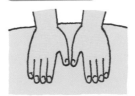

並用左右兩手按壓的方法。同樣要讓雙手力量以垂直方向施加在身體上，才能更加擴大按壓的範圍。

雙手重疊掌壓

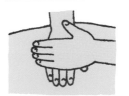

將雙手重疊在一起按壓的方法。至於雙手的重疊方式，有自然重疊法與十字形重疊法。

> **主要使用大拇指對身體施加垂直壓力的手技，就是指壓**

西式按摩療法

西式按摩是用手或手臂直接刺激皮膚的手技療法，歷史非常悠久，據說古希臘醫師希波克拉底，就非常獎勵有心學習醫術的人學習。

主要關鍵字 西式按摩 輕擦法 強擦法 揉捏法 叩打法 壓迫法 振顫法

發展於歐洲，自古就被重用為醫療行為

　　西式按摩是誕生於歐洲的手技療法，原本就是一種醫療行為，而且原則上是用手直接碰觸在皮膚上進行。此法與按摩正好相反，是由手指尖、腳指尖等身體末端，往心臟（身體中心部位）方向按壓過去。這種手技療法能對血液與淋巴的流動發揮作用，以改善血液與淋巴的循環。

　　西式按摩是在明治二十幾年時傳入日本，被視為西醫的一種療法。日本將這種法式的西式按摩加入按摩的技術，開發出日本特有的西式按摩來。

　　西式按摩原本不屬於中醫的範疇，但在採用中醫概念的治療院裡，會搭配使用各種手技來提高治療效果，因此常常加入西式按摩，以補足利用**經絡**與**經穴**治療的手技療法。由於加入西醫概念，對肌肉與關節、肌腱、皮膚進行按壓，所以能收到綜合性的治療效果。

　　由於西式按摩是直接觸摸皮膚，所以還具有觸診的意義，最大的優點就是能更清楚掌握病患的身體狀態。採取西式按摩的手法，能有效診斷經絡的流動等，以補足針灸或其他手技療法無法達到的治療效果。

舒暢的刺激，能改善血液與淋巴的循環

　　按摩時，因為會透過手掌或手指直接刺激皮膚，所以會使用精油做為潤滑液。只要將精油等物塗在肌膚上，按壓時的手感會比較柔滑，有助於手技順暢進行。

　　西式按摩的基本手技有許多種，能舒緩肌肉的僵硬情形以改善血流，也能讓神經活動鎮靜下來，必須依目的來搭配使用必要的手技。

　　手技共可分為六種，以輕輕撫摸及摩擦的**輕擦法**為首，還有舒緩肌肉的**揉捏法**、稍微用力撫摸及摩擦的**強擦法**、用手指敲打的**叩打法**、用手掌或手指按壓的**壓迫法**、帶給患部細微振動的**振顫法**。

　　為人熟知的效果，有改善疼痛與僵硬等症狀，以及皮膚保濕等美容效果，而且刺激時的感覺令人非常舒服，能緩和身心的緊張，所以還具有舒壓效果，因此也常被用來舒緩精神，以收到放鬆療效。

西式按摩的六種基本手技

輕擦法

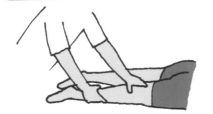

將手掌或手指緊貼在肌膚上，然後輕輕撫摸及摩擦的方法。刺激時的感覺非常舒服，能促進血液與淋巴的循環，具有舒壓效果。

揉捏法

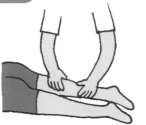

按壓或捏住肌肉，以舒緩肌肉的方法。能促進因疲勞等原因而萎縮的肌肉血流，具有舒緩緊張的效果。

強擦法

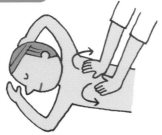

這是並用輕擦法與揉捏法的方法，會稍微用力撫摸及摩擦肌膚。常被用來治療關節部，以提高關節的可動區域。

叩打法

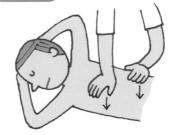

利用手掌或拳頭、小指側等，手與指頭的各個部位來敲打的方法。會以一定的節奏敲打，以促進血液循環。

壓迫法

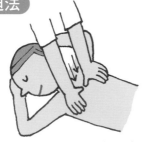

用手掌或手指等，慢慢施加壓力的方法。能刺激靜脈，以促進血液與淋巴的循環。

振顫法

在患部上輕輕按壓並晃動手，將振動傳達到肌肉裡。利用斷續性的刺激，來活化神經與肌肉的活動。

用手掌或手指直接碰觸肌膚
所進行的手技，就是西式按摩

氣功

這是透過姿勢、呼吸、意識，讓體內的氣循環全身的健康法。只要將氣功融入日常生活裡，就能提高人與自然之氣的一體感，讓身心恢復原有的健康。

主要關鍵字 氣功 軟氣功 硬氣功 外氣功 內氣功 調身 調息 調心 三調

提高氣的運作讓循環順暢的健康法

　　氣功是配合呼吸與身體動作而來的中國古有健康法，目的在促進生命能量的**氣**循環全身，以提高免疫力和治癒力，進而改善疾病與身體上的種種問題，甚至能將人類所擁有的生命力，發揮到最大極限。

　　氣功可分為以增進健康和治療疾病為目的的**軟氣功**（醫療氣功），以及以武術為主要目的的**硬氣功**（武術氣功），而軟氣功又可分為由氣功師對病患施行，從體外來調節氣的**外氣功**（→ P190），以及由病患自行調整氣的**內氣功**（→ P190）。內氣功依進行的方法，又可分為身體幾乎不動的**靜功**，以及移動身體的**動功**。

　　進行氣功時，最重要的是必須能自行調整姿勢、呼吸、意識，其中調整姿勢稱為「**調身**」（→ P192）、調整呼吸稱為「**調息**」（→ P194）、調整意識稱為「**調心**」（→ P196），三者合稱為「**三調**」，是氣功的基本方法。在放鬆狀態下進行三調，也是鍛鍊氣功時非常重要的條件，更對增進健康很有幫助。

改善氣流來提高生命活動

　　進行氣功時，首先能調整流動在體內的氣，讓氣透過**經絡**充分到達體內各個角落，而只要氣量充足又順暢，就能帶動跟著氣流行進的**血**與**津液**循環，充分到達**五臟六腑**，促進各臟腑的運作，以提高生命活動。

　　其次是改善氣血的流動情形，能提高免疫力，以改善身心的失調情形，有效預防疾病。

　　不僅如此，只要持續進行氣功，還能讓體內隨時累積足夠的氣，不但有助增加生命力的**正氣**，也能去除會帶來疾病的**邪氣**，讓身體不易生病。

　　進行氣功時，必須因應每個人不同的氣的狀態，來區分使用氣功的方法，讓氣過剩的人排出氣，讓氣不足的人補充氣，讓氣容易上升的人下降。為達這個目的，最好接受值得信任的氣功師指導，而不是以自己的方式胡亂進行。

　　目前氣功還被用來治療各種現代病，包含精神方面的疾病、疼痛、慢性疾病等各種身體症狀。

氣功的種類

軟氣功的分類

內氣功
自行將氣引入體內並養氣，讓氣循環全身，以改善失調情形及促進健康的氣功。

外氣功
透過內氣功的鍛鍊，將累積在體內的氣釋放到體外，藉以調整病患的氣，幫助病患改善失調情形的氣功。

靜功
保持身體不動，透過調整呼吸與意識的方法，來穩定氣或養氣的氣功。

動功
慢慢移動身體，在放鬆的狀態下，促進氣與血循環全身的氣功。

按摩保健功
透過按壓或揉捏或撫摸及摩擦手指與腳趾、關節、肌肉、穴道等處來進行的氣功。

有意動功
以固定動作進行的氣功，例如太極拳等。

無為動功
沒有固定的動作，任憑自然的動作進行，自己完全不去意識動作的氣功。

依目的別分類

- **醫學家**
會進行軟氣功和醫療保健功，並以中國最古老的醫學書《黃帝內經》為基本經典，非常重視疾病的預防及治療，以及養生法等。

- **武術家**
會進行硬氣功，透過氣功鍛鍊體內的氣，以幫助發揮潛在能力。主要目的是學習武術，與傳統的中國武術有很深的關聯。

- **道家**
會進行軟氣功，以修練精、氣、神（意識）為根本，目的在同時修養身心。

- **儒家**
會進行軟氣功，非常重視傳統人倫（身為人應有的秩序與人格），目的在修身養氣。

- **佛家**
會進行軟氣功，是以佛教思想為基礎，重點在於依據戒、定、慧三學（修行的基本原則）來鍛鍊心靈。

具有氣功治療效果的症狀

身體功能	有效的主要症狀
精神、神經系統	神經衰弱、失眠、頭痛（偏頭痛）、精神官能症、神經痛
呼吸器官系統	感冒、支氣管氣喘、肺炎、肺結核、肺癌
消化器官系統	胃、十二指腸潰瘍、胃下垂、便秘、慢性肝炎、肝硬化
循環器官系統	高血壓、心臟病（冠狀動脈硬化症）
內分泌系統	更年期障礙
代謝系統	糖尿病、肥胖

身體功能	有效的主要症狀
眼科	近視、白內障、青光眼
耳鼻喉科	耳鳴、中耳炎、蓄膿症
過敏性疾病	花粉症
銀髮族常見症狀	記憶力減退、血管硬化症
運動器官系統（運動障礙）	運動功能障礙、脊椎滑脫、坐骨神經痛

氣功是調整姿勢、呼吸、意識，讓能量循環全身的健康法

外氣功與內氣功

由氣功師等長年修練氣功而累積許多氣的熟練者，將自己的氣釋放出體外來進行的氣功，就是「外氣功」。「內氣功」則是靠自己的力量將氣引入體內，循環全身以改善失調情形的方法。兩者都能改善身體的失調情形，以預防疾病。

主要關鍵字 外氣功 接觸式 非接觸式 練功 氣場帶功式 內氣功 靜功 動功 入靜 調身 調息 調心 三調

外氣功是由熟練者將氣送給病患來改善失調情形

　　外氣功是由熟練者將鍛鍊而來的**氣**釋放出體外，以解除病患體內氣的停滯情形，幫助病患發揮原有的自然治癒力。

　　外氣功的實際作法，有一邊觸摸患部與相關的經穴等處，一邊將氣貫注進去的**接觸式**，與熟練者在和病患身體保持一定距離的情況下，釋放出氣來進行的**非接觸式**，以及由病患在接受熟練者的氣的情形下，兩人一起**練功**（練習氣功），以促進病患氣循環的**氣場帶功式**。「氣場」是指充滿氣（生命能量）的地方。

　　外氣功通常只在治療因疾病或意外造成的運動功能障礙、因氣滯引起的疼痛、身心失調等情形時，做為輔助的醫療法使用，而且一般認為，平常有在自行練習**內氣功**，對氣擁有一定程度理解的人，會比較容易顯現外氣功的效果。

靠自己的力量讓氣充分循環在體內各處的內氣功

　　內氣功是指自行進行氣功，靠自己的力量將氣引入體內，並循環全身，以增加氣，進而改善身體的失調情形，以預防疾病的健康法。不同於需借助氣功熟練者力量的外氣功，可獨自一人隨時隨地進行，是非常輕鬆的健康法，最大特徵就是很容易融入生活裡。

　　內氣功可分為在身體幾乎不動的狀態下，一邊調整心與呼吸，一邊做冥想的**靜功**，與一邊意識著要調整呼吸及姿勢，一邊慢慢移動身體的**動功**，以及有如油壓般，或撫摸或摩擦自己身體的**按摩保健功**等，種類非常多。中國武術之一的太極拳，就是一邊意識自己的呼吸，一邊讓氣充滿全身的動功。

　　內氣功的目的是在解除腦的興奮與緊張，並屏除心中的雜念，以達到無念無想的境界。這種沒有任何雜念的狀態，就稱為「**入靜**」。

　　只要能達到入靜狀態，就能改善失衡的自律神經，並促進停滯不前的氣與**血**循環，以恢復原有的身心健康。

　　要達到入靜狀態，最重要的就是先端正姿勢（**調身**），再以自然的方式呼吸（**調息**），最後讓心完全放鬆下來（**調心**）。這種調身、調息、調心合稱為「**三調**」，是氣功的基本技術。只要鍛鍊三調到某種程度，即使不到氣功師的水準，也能靠內氣功來增進自己的健康。

由氣功熟練者將氣釋放出來的**外氣功**作法

接觸式

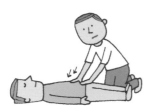

利用手或手指、手掌等部位，輕輕碰觸身體表面的患部與相關的經穴，將氣貫注進去的方法。能改善氣與血的循環，讓身心得到舒壓效果。

非接觸式

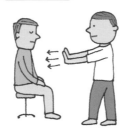

完全不碰觸身體，在與病患保持一定距離的狀態下，將氣貫注進去的方法。會依症狀區分使用氣的種類，以達到改善的目的。

氣場帶功式

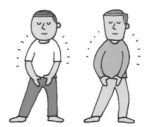

隨著氣功熟練者進行氣功過程中所產生的氣場，跟著一起練功的方法。不但具有療癒身心的效果，與熟練者一起鍛鍊（帶功），還能在接受熟練者優質的氣的狀態下，一邊學習如何練功。

靠自己的力量進行的**內氣功**效果

① 促進經絡裡的氣循環

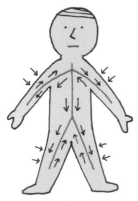

將氣引入體內來增加氣量，能改善氣的通道的經絡流動情形，進而幫助氣與血順暢循環，而且也能因氣的充實，讓身體發揮原有的潛在能力。

② 調和氣血

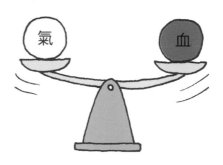

氣是血的來源，而血的養分是氣的材料，顯示氣與血的關係非常緊密。只要經絡內的氣流能順暢，氣血就能得到調和，就結果來說，能有效治療與預防疾病。

> ## 外氣功是由熟練者調整病患的氣，
> ## 內氣功是靠自己的力量促進氣的循環

內氣功① 調身

鍛鍊氣功時，調整體位與姿勢的方法稱為「調身」。只要有意識地矯正自己的姿勢，就能促進體內的氣循環，而且以正確姿勢進行氣功是一大原則，才能確實得到效果。

主要關鍵字 調身 臥式 坐式 站式 行走式 動功 靜功 入靜

矯正姿勢來調節循環全身的氣

調身是指慢慢調整全身姿勢，但若一開始就要求進入心無雜念的**入靜**狀態，通常並不簡單，所以一般要調身時，會先經過**調息**，再**調心**讓心靈慢慢進入放鬆的狀態裡。

剛開始調身時，最重要的是先放掉全身不必要的力氣以消除緊張，因為姿勢不正時，或肌肉與關節因不必要的力氣而緊張時，很容易讓**氣**停滯不前，無法順暢循環全身，當然就得不到太大的氣功效果。

以正確姿勢慢慢進行氣功，才能讓氣與**血**順暢循環，將生命能量充分送到全身各處，進而改善身體上的各種失調情形。

依身體狀況及症狀，來選擇調身的方法

代表性的調身法可大致分為躺下來進行的**臥式**、坐在椅子或沙發上進行的**坐式**、站著進行的**站式**、一邊移動步伐一邊進行的**行走式**等四種，不論選擇哪個方法進行，最重要的都是為了放鬆全身，所以應以自己進行起來最輕鬆的姿勢為主。此外，這四種方法又能依據形態分為有動作的**動功**，與幾乎沒有動作的**靜功**。

例如「太極椿」就是站式的靜功之一。這是透過放掉全身力氣來促進氣的循環，以將人類原本就具有的自然治癒力，發揮到最大極限的鍛鍊法，是初學者也容易學習的方式，做為調身的基礎，務必學會這項技術。

不過究竟要以哪種方式進行氣功，會因個人的體力與身體狀況、症狀而不同，應將意識貫注在自己的身體上，與自己的身體對話，從中找出最適合自己的方式進行，才是最重要的事。

在精神上還處於不穩定的狀態時，應反覆進行不易起雜念的簡單動功，等精神狀態穩定後，再搭配靜功一起進行即可。只要如此採取階段性的方式進行，最終就能達到讓意識狀態進入沒有雜念的入靜。

要調身時，最好選擇比較沒人的安靜場所與時段進行，同時拿掉所有首飾品與手錶，並以容易活動的服裝為主，尤其是在室外進行時，更要注意服裝的選擇，避免過熱或過冷。

調節氣流動情形的四種調身法

臥式

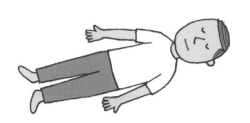

仰躺下來後，輕輕閉上眼睛，並放鬆全身力氣，手掌要朝上或朝下皆可，然後慢慢呼吸，感覺身心似乎都要與大地融合一起般。

坐式

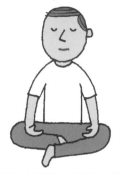

盤腿而坐，並挺直上半身，雙手放在膝蓋一帶，手掌要朝上或朝下皆可，然後一邊想像氣的流動，一邊慢慢呼吸。

站式

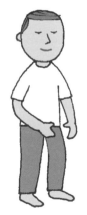

這是太極樁的代表性姿勢。將雙腳張開到約與肩膀齊寬，然後放鬆手肘和膝蓋，並將眼皮像拉下百葉窗般地閉起來，再放掉肩膀力氣，但不要挺胸，然後慢慢呼吸。

行走式

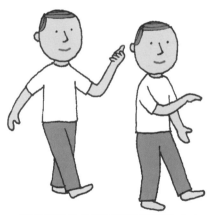

一邊意識手的位置和手掌所朝的方向，一邊慢慢往前進。行進時，其中一手要擺動在胸前，另一手要擺動到骨盆旁邊，並左右手交替進行地往前進。

消除身體緊張讓全身放鬆，
以利氣循環全身的方法，就是調身

內氣功② 調息

一邊調整會影響自律神經的呼吸，一邊慢慢學會深呼吸的技術，就是「調息」。利用呼吸法來調整自律神經的平衡狀態，讓身體進入進行氣功時不可或缺的放鬆狀態。

主要關鍵字 調息 腹式呼吸法 逆腹式呼吸法 胸式呼吸法 口鼻式呼吸法 間歇呼吸法 潛呼吸法

調整與身心狀態有密切關係的呼吸

調息是指調整呼吸，只要將意識貫注在呼吸的韻律及次數、深度上，就能促進**氣**與**血**循環，自然調整身體的平衡與內臟的運作功能。

調息的目的與作用大致有三個，第一個是穩定情緒，讓意識更容易集中，第二個是讓體內的氣能順暢循環，第三個是吐出體內老舊的空氣，讓大自然的新鮮空氣取而代之。

只要調整呼吸，就能提高心肺功能與專注力，也能調整自律神經的平衡狀態。通常心裡有緊張感或不安感的人，以及因疾病等而有失調情形的人，呼吸都很淺，而處在放鬆狀態裡的人，以及健康的人，呼吸都又慢又深，調息就是要有意識地慢慢進行深呼吸。

透過又深又沉穩的呼吸，來調整自律神經的平衡狀態

調息有各種方法，就代表性的調息法來說，有將平常在下意識裡進行的呼吸法，稍微貫注一點意識而進行的**自然呼吸法**，與吸氣時讓腹部自然鼓起、吐氣時讓腹部自然內縮的**腹式呼吸法**，以及相反地在吸氣時讓腹部內縮、吐氣時讓腹部鼓起的**逆腹式呼吸法**，還有讓胸部鼓起與內縮的**胸式呼吸法**、從鼻子吸氣再從嘴巴吐氣的**口鼻式呼吸法**、在呼吸過程中適時暫停呼吸的**間歇呼吸法**、微微讓下腹部起伏的**潛呼吸法**等等。

腹式呼吸法經常被瑜珈等運動利用，也是眾人最熟知的呼吸法，比較容易學習。只要進行這種呼吸法，就能將氣集中並累積到體內，尤其若能在睡前進行，就能溫熱身體，讓人更容易好眠。

口鼻式呼吸法也是初學者容易學習的調息法，同樣很有效，只要從嘴巴沉穩地長長吐氣，就能讓自律神經裡的副交感神經位居優勢，非常有助放鬆心情。不過從嘴巴慢慢吐氣後，必須從鼻子自然吸氣。

以初學者來說，為避免讓自己陷入不必要的緊張狀態，剛開始應以自然呼吸法為主，先設法讓自己的身心都能放鬆下來。

調整呼吸、讓身心放鬆的**調息法**

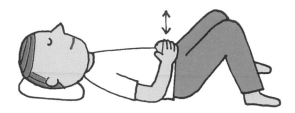

腹式呼吸法的一例

仰躺下來進行腹式呼吸法。採取仰躺姿勢進行,對初學者來說應該會比較容易。這種呼吸法能溫熱身體,所以睡前進行會很有效。

仰躺下來後,將雙腳張開到約與腰齊寬,並豎起雙腳膝蓋,然後將雙手貼在下腹部,或將中指貼在肚臍上併攏進行。吸氣時要讓下腹部鼓起來,吐氣時要讓下腹部縮進去。

口鼻式呼吸法的一例

採取站姿並配合行動沉穩地呼吸,是口鼻式呼吸法的一種。配合行動呼吸,會比較容易掌握呼吸的韻律。

⟶ 時 快速從鼻子吸氣
┄┄▶ 時 慢慢從嘴巴深深吐氣

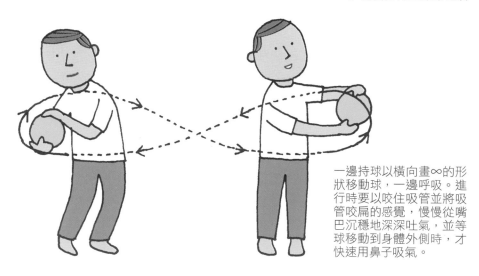

一邊持球以橫向畫∞的形狀移動球,一邊呼吸。進行時要以咬住吸管並將吸管咬扁的感覺,慢慢從嘴巴沉穩地深深吐氣,並等球移動到身體外側時,才快速用鼻子吸氣。

> ### 貫注意識在控制呼吸上,
> ### 將生命能量的氣充實體內的方法,就是調息

內氣功③ 調心

調心被視為氣功鍛鍊基本原則的三調中，具有最重要的意義，因為要屏除雜念讓心靈沉靜，以進入無念無想的境地（入靜），必須先消除身體不必要的緊張。

主要關鍵字 調心 入靜 一念代萬念 存想法 隨息法 意守法 數息法

調整「心」以進入入靜狀態的自我控制法

　　調心就是要調整心（意識），因為**氣功**的目的是在解除腦的興奮與緊張，並屏除心中的雜念，以達到無念無想的境界。為達到這種**入靜**狀態，最主要的技術就是調心，或許可以說，氣功與其他體操不同的最大特徵就在於調心。

　　只要能達到入靜狀態，所有雜念就會一掃而空，同時解放心靈，不再感受任何壓力或煩惱、不安等情緒，也能改善自律神經的紊亂情形，以及停滯不前的**氣**與**血**，讓身心恢復原有的健康。

　　但對初學者來說，要立刻達到入靜的狀態，幾乎是不可能的事，所以應以**調身→調息**→調心的順序進行，而且要持續鍛鍊調心，才有辦法慢慢放鬆，最終才能自然地達到入靜狀態。

將意識貫注在一點上，才能逐漸進入無念無想的境界

　　調心的技術法中，有一**念代萬念**的方法，目的在讓人從平常狀態進入入靜狀態裡。通常要我們突然閉上眼睛來貫注意識，心裡還是會不斷浮現出種種雜念來，一念代萬念就是要我們將意識貫注在一點上，以屏除其他雜念的方法。只要能讓因負面思考與情緒而動搖的心穩定下來，再將心帶往寧靜的世界，就能有效舒緩身心，而就結果來說，也會比較容易誘導我們進入所謂「**萬念皆無**」的無念無想境界，也就是充滿生命力的世界。

　　一念代萬念的其中一個方法稱為「**存想法**」，這是讓自己頭腦裡想像一個事物，再配合該事物自然地活動身體，以放鬆身心的方法。其他還有將意識貫注在呼吸上，以屏除雜念的**隨息法**；與看著下腹部中心的丹田或外面的風景等物，並將意識貫注在上面，以達到入靜狀態的**意守法**；以及數著自己的呼吸次數，藉以貫注意識的**數息法**等。

　　以初學者來說，利用自己喜歡的香氣或寧靜音樂來營造調心的環境，也是一個不錯的方法。剛開始不妨先進行幾分鐘就好，等習慣後，再慢慢拉長時間。

　　只要能達到入靜的狀態，讓身體與心靈合而為一，才有辦法首度感受什麼叫氣功，也能真正體會氣功的美妙效果。

讓心沉靜下來的調心法

存想法 存想法中,有一種方法是一邊想像自己漂浮在海浪裡,然後以腰為中心,一邊跟著轉動上半身的「晃海法」,能有效舒緩身心並得到內臟的按摩效果。

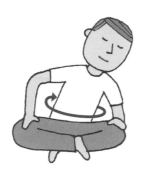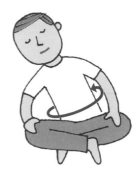

盤腿而坐並放鬆背肌,然後一邊想像自己正漂浮在廣闊藍色大海裡的溫和海浪間,同時以腰為中心,一邊將上半身朝向容易扭轉的方向轉圈。轉圈的範圍要逐漸擴大,之後再慢慢縮小,結束後再以反方向繼續轉動。呼吸要配合動作自然地進行。

隨息法、意守法 從將意識貫注在呼吸上的隨息法,逐漸轉為將意識貫注在丹田上的意守法,稱為「靜坐養神法」。簡單地說,就是搭配進行隨息法與意守法的方法,藉由阻絕圍繞於日常中的視覺刺激,來凝視自己內在,進而培養生命力。

〈從前面看時〉　　　　　〈從側面看時〉

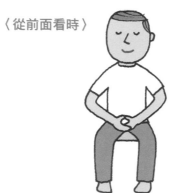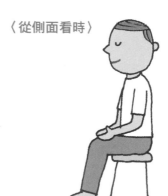

淺坐在椅子上,然後伸直背肌,並稍微收下巴,再靜靜看著鼻尖並慢慢閉上眼睛,之後保持原狀,然後放鬆臼齒,再將舌頭輕輕貼在上門牙的牙齦處。剛開始要將意識貫注在呼吸上,等有辦法自然呼吸後,再慢慢將意識往下貫注,直到丹田為止。

將意識貫注在一點上來調整心,以達到無念無想境界的方法,就是調心

197

中醫學與芳療

◆以未病為對象的東方與西方的傳統醫學

　　若說代表東方的傳統醫學是中醫學，那麼代表西方的傳統醫學之一，就是芳療。近年來融合東方與西方傳統醫學的「中醫芳療」，非常受到矚目，同時提供中醫學與芳療兩種治療法的機構，也有慢慢增加的趨勢。

　　芳療是利用從植物萃取出來的精油（芳香成分），來改善身心失調情形的治療法，而這種芳療與中醫學之間，存在很大的共通點。

　　其中一個共通點是在生病之前，就先設法治療，以維持健康為目的。這種思維與設法提高自然治癒力，進而取得身心平衡的觀念不謀而合。

　　另一個共通點是不同於西醫的對症療法，只針對症狀治療，因為芳療會先掌握病患的生活習慣與體質等要因，再來選擇適當的治療法。

　　活用這些共通點，試圖得到相乘效果的治療法，就是中醫芳療。中醫學原本就不只會利用漢方藥和針灸等方式來治療病患，也很重視在生活上下工夫以維持健康的養生法，所以才將芳療視為一種養生法而大力推薦。另一方面，只要接受專家的指導，就能並用芳療與漢方藥來治療症狀。

◆加入中醫診斷結果來進行的芳療

　　不僅如此，最近還出現擷取兩種治療法優點而來的全新治療法，並做為民俗療法的一環，已經被英國採用。

　　具體方法來說，就是先依據中醫的四診等方式，確認病患體質後，再決定要使用哪種精油來進行。簡單地說，就是用精油來取代漢方藥，利用這種嚴選出來的精油，沿著經穴與經絡油壓，甚至使用在芳香浴裡。

　　中醫芳療比起由醫師進行治療的中醫來說，更容易讓人接受，還能同時享受香氣，更能因此得到舒壓效果，都是中醫芳療的優點。

　　能如此東西合璧應用來治療病患，最主要還是因為中醫學擁有非常確實的理論基礎，所以只要在中醫學的理論下，就能融合各種不同的方法。

第 4 章

中醫的治療最前線

中醫除了被活用在擅長的領域「改善未病與失調」外，更被現代社會應用在所有領域裡，在此就以現代病及女性特有的疾病為首，說明中醫活躍在美容及運動障礙等各領域裡的「最新資訊」。

現代病的治療與中醫

儘管中醫早在二千年前就已體系化,卻仍被用來治療當時並不存在的現代病,這是因為中醫的一大特徵,就是能補足不論檢查或治療都有其極限的西洋醫學,甚至能治療根本不知病名的疾病,所以才被活用在現代病的治療上。

主要關鍵字 未病 望診 切診 問診 四診 多飲 多尿 多食 三多一少 消渴病

融合西醫與中醫的健檢登場了

以數據和影像來捕捉身體狀態的各種檢查,以及以化學物質做成的西藥等,都是西醫的進步發明,也因此讓許多疾病得以早期發現並被治療,但另一方面,也有雖然出現症狀,數據和影像卻顯示沒有異常的疾病,或是使用西藥也沒有效果,甚至還出現副作用的疾病。近年來中醫會重新受到重視,就是因為人們開始發現,西醫有這種極限。

舉例來說,全身健康檢查與一般的健康檢查,雖然能早期發現疾病,卻無法在還沒成為疾病之前就先發現,因此近年來為提前找出還沒成為疾病之前的**未病**,有些機構開始在進行西醫的健檢時,加入中醫診察方式的**望診、切診、問診等四診**。

能治療昔日並不存在的現代病

中醫對治療現代病也很有效,因為中醫並非依病名來決定治療方式,而是依出現在身體上的各種徵兆來治療,而出現在人體上的許多徵兆,不論古今並沒有改變,所以儘管中醫的基本建立於二千多年前,還是能有效治療現代病。

例如與生活習慣關係很深的糖尿病,是近年來不斷在增加的現代病,被檢查出來的血糖值會比基準值高。由於古人沒有能力檢查血糖值多寡,當然就不會有血糖可能變高的觀念,但對於口渴而大量喝水(**多飲**),而且小便很多(**多尿**),也吃很多(**多食**)卻依舊瘦削的現象,稱為「**三多一少**」,也將這種病態稱為「**消渴病**」。這種情形和血糖值太高的糖尿病症狀很像,所以用來治療消渴病的方法,可以應用在糖尿病的治療上。換句話說,名為現代病的種種疾病,儘管名稱不同,只要仔細驗證病態內容,就會發現古代同樣存在相同的疾病。

不過現代社會在人們陷入三多一少的狀態之前,就能透過健康檢查等方式發現血糖值的異常,並因此進行治療,所以要治療現代的糖尿病,只靠昔日對消渴病的認知是不夠的。要治療現代病,必須以西醫所診斷出來的病態為基準,再以中醫的新觀點來分析,才能真正得到效果。

利用西醫與中醫的檢查，來找出疾病與未病

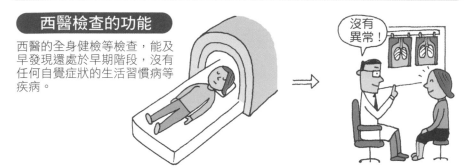

西醫檢查的功能

西醫的全身健檢等檢查，能及早發現還處於早期階段，沒有任何自覺症狀的生活習慣病等疾病。

> 沒有異常！

中醫檢查的功能

即使是西醫沒能檢查出來的異常，也能發現還沒成為疾病之前的狀態，也就是未病，對預防疾病很有效。

> 這是氣的循環變差的狀態。

以中醫治療現代病的機制

〈 以糖尿病為例來看 〉

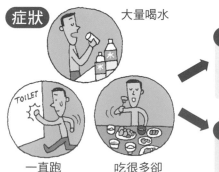

症狀

大量喝水

一直跑廁所小便

吃很多卻還是很瘦

若是西醫

依據檢查結果診斷為「糖尿病」後，再決定治療法。

若是中醫

只要出現症狀，即使不知道病名，也能決定治療法。

不同於檢查後得知病名，再依病名決定治療法的西醫，中醫只要發現有任何症狀，就會從病患的體質等要因來決定治療法，所以如糖尿病等，不曾記載在傳統中醫裡的現代病，也能得到治療。

> 即使不知道病名，也能進行治療的中醫，
> 照樣能治療昔日不存在的現代病

現代病的治療與中醫① 糖尿病

幾乎所有糖尿病的起因，都來自生活習慣，所以只靠西藥來降低血糖值的治療方式是不夠的，必須同時改善生活習慣才行，而透過飲食與運動等方式來改善生活習慣，正是中醫最擅長的領域。

主要關鍵字 精 脾 脾虛 熱 津液 陰虛

生活習慣為主因的現代病，是中醫擅長的領域

許多現代病都與生活習慣有很深的關係，而中醫原本就認為改善生活也是很重要的治療一環，就這一點來說，中醫對治療現代病很有幫助。

近年來，每五位成人中就有一位疑似罹患糖尿病，其中又以與生活習慣有密切關係的「第二型糖尿病」，占了所有糖尿病的九成左右。糖尿病是運動不足又攝取過多飲食，造成熱量的消耗與供給失去平衡，加上壓力等種種因素，讓身體陷入無法順利利用葡萄糖的狀態。由於此時缺乏必要的養分，造成身體體重減輕又容易疲勞，也會有過食傾向。另一方面，從腸胃吸收進來的葡萄糖，因為無處可去，只好大量囤積在血液裡，因此引發各種併發症。

有效利用「精」的生活習慣，是治療的關鍵

以中醫的觀點來說，葡萄糖能製造出活力，是構成身體的重要物質，就像**精**一樣的存在。精是從飲食物透過腸胃被吸收到體內，再經過**脾**的運作被處理成對身體有用的物質，所以糖尿病可視為這種精沒有被順利處理，導致不足或過剩的狀態。會出現這種情形，主要是負責擷取對身體有用的物質的脾功能低下，也就是**脾虛**的狀態，導致多餘的精被囤積起來，最後變成**熱**，迫使**津液**流失而陷入**陰虛**狀態裡，如此一來生命力就會低下，因此容易感到疲勞，甚至容易感冒。

中醫要治療這種症狀時，會依據脾虛、陰虛的狀態，以及併發症的情形來擬定治療方針，也會進一步改善生活習慣。要有效利用精，必須白天運動以消耗多餘的熱量，同時為減少囤積的熱量，也要避免太晚的時間攝取飲食，因為這個時段的飲食，很容易囤積在體內。此外，壓力與過勞也會阻礙身體有效利用葡萄糖，所以白天要盡量活動身體，晚上則充分睡眠，才能有效減少壓力和過勞。

綜上所述可以得知，中醫的治療觀念，不只有單純降低血糖值，更要調整失衡的身體狀態。不過話說回來，許多時候仍應並用定期檢查，以及利用降血糖劑等西藥治療的方式。

糖尿病是身體無法順利利用精的狀態

糖尿病的病態

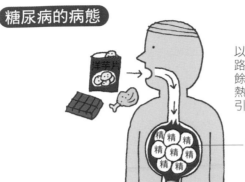

以中醫的觀點來說，糖尿病是卡路里攝取過多，導致過度囤積多餘的精，最後變成熱的狀態。當熱過剩時，就會迫使津液流失，引發容易疲勞等症狀。

精 精
精 精 精
精 精

—— 脾

津液

除接受治療外，也要改善生活

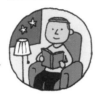 夜晚要
確實休息

白天要
活動身體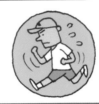

有效利用精的狀態

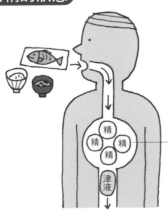

要避免攝取過多的卡路里，白天也要活動身體，夜晚則充分休息，透過規律的生活，提高身體對精的利用，才能促進津液循環，進而改善病態。

精
精 精
精

—— 脾

津液

**中醫認為糖尿病是囤積多餘的精，
最後變成熱，導致津液不足的狀態**

203

現代病的治療與中醫② 過敏

中醫認為三大過敏疾病的支氣管氣喘、過敏性鼻炎、異位性皮膚炎，都是因肺的運作出現異常所致，也與衛氣、津液的運作有關。

主要關鍵字 肺 氣 津液 血 衛氣 肝 脾 腎

以肺為舞台所發生的三大過敏性疾病

　　支氣管氣喘與過敏性鼻炎、異位性皮膚炎等過敏性疾病，是近年來持續在增加的現代病，西醫會開處抗過敏劑或支氣管擴張劑、類固醇等藥物治療，但通常只能減緩症狀，無法從根本改善身體的狀態，所以往往要花上很長的一段時間治療。

　　過敏反應其實是身體為應付四周環境的變化，以及想阻止外來異物入侵時，原有的運作機制出現異常反應所致，而中醫認為要保護身體不受外來異物侵襲的工作，是由**肺**負責，所以過敏性疾病的病位在於肺，儘管支氣管氣喘的症狀是出現在呼吸上，過敏性鼻炎是出現在鼻子上，異位性皮膚炎是出現在皮膚上，但肺與呼吸、鼻子、皮膚都有關，由此可見，過敏性疾病是以肺為舞台所發生的疾病。肺為了保護身體，會將外敵排除出去，於是在這種防衛功能下，會讓**氣**瞬間往外釋出，形成所謂的打噴嚏或咳嗽，而**津液**往外釋出時，就會變成鼻水和淚水等分泌物。若氣、**血**、津液有輕度停滯情形，就會出現發癢現象，或血與**熱**過剩聚集在身體表層時，就會出現發紅與充血的情形。只要這種防衛功能過剩反應，就會出現過敏性疾病。

　　用漢方治療過敏時的原則，是設法讓身體最表層的肺，與身體最深層的部位，能恢復正常聯結。

改善生活習慣，才能從根本解決過敏性疾病

　　不僅如此，保護身體的防衛功能，還肩負充分流動在血管外的**衛氣**功能，而衛氣的運作需要津液協助，顯示過敏也與津液的異常有關。簡單地說，此時不只是負責將衛氣擴散到身體表層的肺出現異常，就連負責傳輸津液的**肝**也出現異常，甚至負責製造氣與津液的**脾**與**腎**，同樣出現異常。由於肝、脾、腎的運作情形失衡，造成複雜的狀態，最後集中到肺裡，才引發過敏症狀。

　　脾的運作功能會因過食或攝取冰冷飲食而低下；腎的運作功能會因攝取冰冷飲食，或穿得太單薄導致身體冰冷，甚至是過勞與睡眠不足而低下；肝的運作功能則是因壓力而失衡。所以要從根本解決過敏性疾病，必須改善生活習慣，設法讓脾、腎、肝的運作功能恢復正常。

肺的防衛功能異常反應時，就會引發過敏

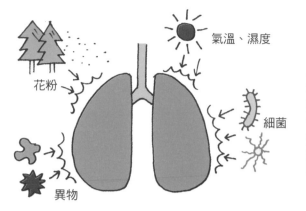

氣溫、濕度

花粉

細菌

異物

保護身體不受外部侵襲的肺功能

肺具有應付外在環境變化的功能，以及阻止外界異物入侵體內的功能，當這種防衛功能出現異常反應時，就會引發過敏。

氣、血、津液異常時就會出現症狀

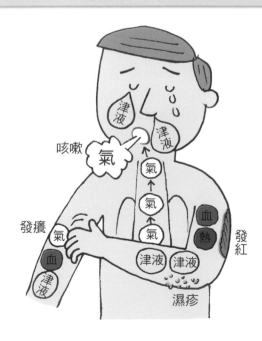

咳嗽

津液

津液

氣

氣

氣

發癢

氣

血

津液

血

熱

發紅

津液　津液

濕疹

因氣、血、津液異常而出現的過敏症狀

當氣瞬間往外釋出時，會出現打噴嚏與咳嗽的症狀；當津液往外釋出時，會出現鼻水與淚水等分泌物；當氣、血、津液停滯時，會出現發癢情形；當血與熱過剩聚集在表層時，會出現發紅與充血情形；當津液停滯時，會出現濕疹。

> **治療過敏的基本，是讓成為疾病舞台的肺與身體深層的部位恢復正常聯結**

婦女病與中醫

女性因為受女性荷爾蒙變化的影響，身體很容易變化，對漢方藥的效果感受也比較快，尤其是治療經前症候群和更年期障礙等，與自律神經失調有關的疾病，都是中醫最擅長的領域。

主要關鍵字 經前症候群 更年期障礙 動情激素

隨時變化的女性身體，比較容易感受漢方藥的效果

一般人常說「漢方藥對女性很溫和」、「中醫對治療婦女病很有效」等等，這是因為中醫是以「身體隨時在變化」的健康觀為依據，是一種能應付身體各種變化的醫療方式。

女性的身體會經過初經、懷孕、生育、停經等各種變化，甚至在月經週期裡，就會因女性荷爾蒙的影響，反覆出現低溫期與高溫期，使得女性對身體的變化非常敏感，因此對能應付身體變化的漢方藥，容易感受效果。

此外，因女性荷爾蒙變化而出現的症狀，也與自律神經系統有很深的關係，而**漢方藥**大多都能對自律神經系統發揮作用，才會讓一般人認為漢方藥對治療女性的身體失調情形很有效。

漢方能有效治療經前症候群與更年期障礙

特別容易受女性荷爾蒙變化影響而出現的自律神經系統失調症狀，有**經前症候群**和**更年期障礙**。經前症候群是連續出現在月經來前 3 ～ 10 天裡的精神上、身體上的症狀，但只要月經一來，症狀就會消失，代表性的症狀是焦躁、發昏、乳房脹痛等。

在月經來前的這段時期裡，負責維持骨量並強化血管的女性荷爾蒙，也就是**動情激素**（卵泡荷爾蒙、雌激素）的分泌量會開始減少，是身體很怕壓力的時期，若在這個時期裡熬夜或承受壓力，**肝**與**心**的調整功能就會失衡，尤其在這段時期裡，若過著不養生的生活，就會造成**脾**、**肺**、**腎**的運作失常。

此外，在停經前 5 年左右開始，動情激素會急速減少，導致更年期（45 ～ 55 歲中的停經前後 5 年）裡容易出現發昏與發燙、容易流汗、心悸、冰冷、失眠、焦躁、不安等症狀，而只要這些症狀嚴重影響到日常生活，就會被診斷為更年期障礙。

其實以中醫的觀點來看，這類更年期障礙的症狀，與經前症候群的症狀相同，因為月經來前屬於體溫較高的高溫期，是**熱**容易囤積在體內的時期，而另一方面的更年期，同樣也是因為新陳代謝變差，導致體內陷入囤積熱的狀態，在這種情形下若過食或睡眠不足，就會囤積更多的熱，就更容易出現症狀。所以不論是月經來前還是更年期，最重要的是必須避免過食與熬夜的生活方式。

荷爾蒙的急速變化與熱的囤積，引發各種失調情形

月經週期與動情激素分泌的變化

從月經即將來潮開始，動情激素（卵泡荷爾蒙）的分泌量會逐漸減少，加上月經來前的體溫比較高，體內容易囤積熱，因此只要在這個時間點上承受了壓力，或喝太多、吃太多，就容易出現身心失調的情形。

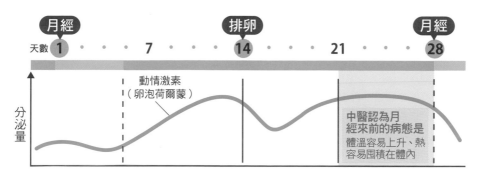

女性的生活週期與動情激素分泌的變化

與月經即將來前一樣，動情激素（卵泡荷爾蒙）的分泌，也會從停經前開始急速減少，加上身體容易囤積熱，因此只要在這個時機點上承受了壓力，或沒有配合年齡的增加來減少攝取的飲食量時，就容易出現身心失調的情形。

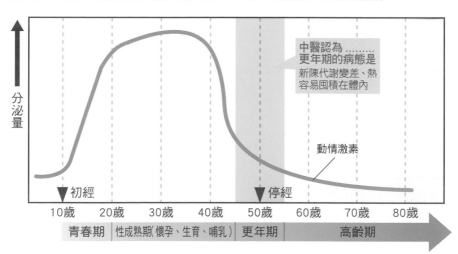

中醫能有效治療因女性荷爾蒙變化
所引發的自律神經系統失調症狀

不孕、子宮疾病

隨著結婚年齡與生育年齡的高齡化等因素，不孕症與子宮疾病有增加的趨勢，儘管有許多時候還不清楚原因，但只要採用中醫來診斷這類疾病的病態，還是有可能治療。

主要關鍵字 不孕 腎 子宮肌瘤 子宮內膜異位症 子宮頸癌 子宮體癌 安胎藥

除冰冷外，喝太多與吃太多也會造成不孕

由於女性結婚年齡提高等原因，有愈來愈多人受**不孕**所惱，所以接受不孕症治療的人，也跟著增加。但人工授精與體外受精等西醫的不孕症治療，對經濟與精神等各方面的負擔都很大，而且即使接受治療，也不見得一定就能成功受孕。

中醫認為不孕症起因於體內負責製造生命力的**腎**功能低下，導致**熱**不足，讓身體變冰冷，**氣**與**血**的循環也跟著變差，所以治療的基本方向在於溫熱腎。

但近年來，卻有愈來愈多的女性，反而因體內囤積過多的熱而不孕。

這是因為營養攝取過剩或熬夜不睡等因素，讓熱囤積在體內，導致血與**津液**被消耗而不足，結果不但影響經期紊亂，甚至惡化成無月經症，所以才不容易懷孕。治療不孕症所使用的黃體素，以能帶給身體熱的藥劑居多，因此若是體內原本就囤積過多的熱導致不孕的女性，接受這種治療，當然就會陷入惡性循環裡。

由於不孕症與各種病態有關，所以中醫在治療時，是以改善這些病態為主。

此外，近年來因生育高齡化等因素，導致**子宮肌瘤、子宮內膜異位症、子宮頸癌、子宮體癌**等子宮方面的疾病，也有增加的情形。若是以腫瘤的形態出現異常，只靠中醫的治療，確實不易消失或變小，但若想減緩因子宮肌瘤或子宮內膜異位症所引發的症狀，中醫的治療通常就很有效。

懷孕中使用漢方藥，也要特別謹慎

西醫非常重視孕婦服用藥物時的副作用問題，基本上會極力避免讓孕婦服藥，就這一點來說，漢方藥通常都很安全，甚至還有所謂的「**安胎藥**」，能預防孕婦出現流產等異常。不過在懷孕 4 ～ 12 週的這段期間裡，原則上連**漢方藥**也不能服用，而**芒硝**等瀉劑，以及**附子、牡丹皮、桃仁**等**生藥**，也是懷孕中必須避免使用的漢方藥。若必須服用，一定要確實與主治醫師討論過。

中醫的治療法很多，懷孕期間即使不能服用漢方藥，也能利用養生法與刺激**經穴**等方法來取代。

熱的過與不足，都是不孕的原因

中醫主張的不孕原因

熱不足的狀態　　　　　　　　熱過剩的狀態

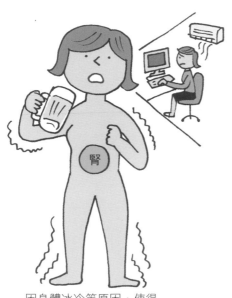

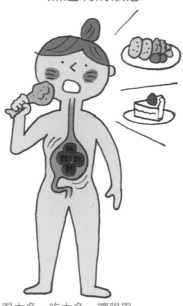

因身體冰冷等原因，使得腎功能低下，導致熱不足而引發月經週期紊亂。

喝太多、吃太多，讓腸胃不堪負荷，導致熱過剩而引發月經週期紊亂。

兩者都是造成不孕的原因

懷孕中要服用漢方藥時，必須特別謹慎

懷孕中應謹慎使用的主要漢方藥

溫經湯	疏經活血湯	防風通聖散
乙字湯	大黃牡丹皮湯	麻黃附子細辛湯
桂枝加朮附湯	大柴胡湯	麻子仁丸
桂枝茯苓丸	桃核承氣湯	六味丸
真武湯	八味丸	

不孕是因腎功能低下導致熱不足或相反地熱過剩而引發

因對美容的重視而確立的中醫美容

近年來在中醫的領域裡，開始融入美容的理論，尤其在中國，已經確立了名為**中醫美容**的美容專業領域，依治療法分為**中藥美容**、**針灸美容**、**推拿美容**、**氣功美容**、**藥膳美容**等五種，其中對中醫美容的定義是「結合美學與中醫學，利用醫學來研究人體美，並運用中醫方法來直接保護或修復、改善，甚至創造人們的形（身體）、神（心）、美」。

儘管中醫美容是近年才被確立的領域，但以中醫來說，醫療與美容之間原本就不存在明顯的界線，因為中醫將體內視為**陰**、將體表視為**陽**，認為體內的狀態會表現在身體表層。簡單地說，皮膚狀態顯現的就是體內的狀態，而中醫的治療，是以改善體內狀態為目的，因此能得到美容的附屬效果。

此外，中醫認為美是成立在身心健康之上，這種觀念被稱為「**健美**」，目前已經引起全世界的美容業界關心。

在這種情況下，日本也開始普及的是針灸美容（日本稱為「**美容針灸**」），主要是**針**在臉上治療，目的在維持肌膚的彈性與消除細紋等問題。（審訂注：台灣現行的針灸美容來自於韓國。）

可消除細紋等臉部問題的美容針灸

為治療顏面神經麻痺和眼睛疲勞等症狀，原本就存在臉部的針灸治療，所以即使名為美容針灸，其實也非特別的方法。主要是用針刺激臉部來促進水分代謝，讓**血**能順暢循環，就其結果來說，不但能讓皮膚恢復彈性，也能消除細紋，而且因為能促進新陳代謝，所以還能有效解決暗沉等問題。

至於針刺的部位，除了臉上的穴道外，也能直接針在細紋等問題點上，但因為臉部的皮膚比其他部位的皮膚還薄，毛細血管比較多，所以也會有皮下出血的風險，必須花上幾天時間改善，為此會使用較短的針，避免出現皮下出血的情形。此外，由於臉部的神經比較多，用針刺時很容易出現疼痛感。

用針刺臉來促進血流的美容針

刺激臉部經穴的美容針

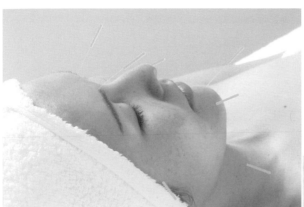

用來刺臉的美容針，使用的是寬度15mm左右的短針。由於臉部皮膚比較薄，為緩和刺激感，通常會斜刺進去。

除了能針在臉部的經穴外，也能直接針在細紋與色斑等有問題的地方，以促進血液與淋巴液的流動，及促進皮膚的新陳代謝，對改善細紋、色斑、鬆弛、青春痘、痘痕等很有效。

也能找出症狀的原因後，直接針在身上

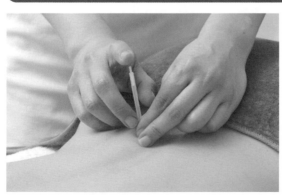

雖然名為美容針，並非只能針在臉上，有時也會針在身體的經穴上，在日本，尤其是以中醫理論為主的治療院，會先診斷身體狀態及體質，找出出現皮膚症狀的原因後，再直接針在身上。例如色斑的原因若來自壓力，表示肝功能低下，除了臉上的色斑部位與經穴外，也會針在身上與肝有關的經穴上，以利從根本解決問題。

> ## 中醫認為要先有身心上的健康，才能有外表上的美

運動與中醫

在日本，因長野冬季奧運而開始普及的運動針灸，由於融合了中醫的觀念，能有效預防受傷，並快速消除疲勞，充分解決運動選手的未病問題。

主要關鍵字 運動針灸 運動針灸師 未病 四診 舌診

用針灸治療未病，並管理選手的身體狀況

目前在運動界裡，同樣廣為應用針灸治療，就稱為「**運動針灸**」，主要是一九九八年在日本長野舉辦冬季奧運時，長野縣為避免選手受傷或生病，也為提高選手的運動能力，特別同時從運動醫學與中醫兩方面來照顧選手，並積極推動培養**運動針灸師**的活動，運動針灸才快速普及開來。（審訂注：台灣無運動針灸師。）

身為運動指導教練，其中一項非常重要的工作，就是幫忙管理選手日常的身體狀況，設法讓選手的疲勞不會拖到隔天，當然更不能讓選手受傷，透過預防性的治療方式，幫助選手能依照總教練所規劃的訓練內容進行訓練，這也是運動指導教練非常核心的工作。

中醫存在趁還沒生病之前，就先設法去除原因的**未病**觀念，而運動指導教練負責的這種預防性工作，與中醫的未病觀念完全一致。

即使真的受傷，若是肌肉損傷，採用針灸治療依舊有效，因為在肌肉修復的過程中，若沒有給予任何處置，即使受傷的情形能恢復，肌肉的彈性也會大減，會影響選手的成績表現。在肌肉修復的過程中，有沒有採用針灸治療，對肌肉的彈性恢復會有很大的落差。

訓練前的舌診，能確認選手的身體狀況

在實際的運動現場裡，究竟是如何活用針灸治療？舉例來說，某少年男子排球隊依據中醫的觀念，對選手進行身體狀況的管理，主要方法是以**四診**，尤其是以**舌診**方式來確認選手的身體狀況。採用這種方式管理，即使沒有對選手進行血液檢查等西醫的檢查方式，也能得知選手日常的身體狀況。除了管理選手的身體狀況外，甚至在未病階段裡就先進行治療，藉以預防選手生病，甚至能依據選手的身體狀況，決定選手的練習量與練習內容。選手們就在這種管理方式下，不論練習還是正式比賽，都將自己的實力發揮到最大極限。

不過要對選手進行這類治療，必須擁有針治療師、灸治療師、按摩指壓師、柔道整復師等相關執照，同時擁有運動醫學等相關知識，以及該選手所從事的運動項目競技特性等知識。（審訂注：在台灣要實施針灸治療，必須擁有中醫師資格，或是修有一定針灸學分的西醫師。）

運動現場所採用的針灸

確認身體狀況及治療流程

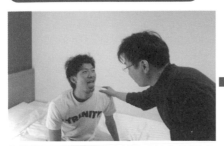

集訓期間，每天都要利用舌診與問診來確認選手的身體狀況。

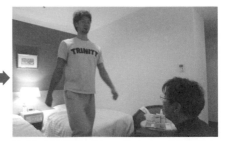

讓選手擺動雙手在原地踏步，以確認身體的平衡狀態。

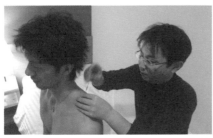

確認過舌診與問診、身體的平衡狀態後，依結果進行針灸治療。

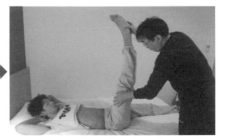

治療後，要確認治療過的部位，活動是否確實變靈活了。

比賽前的身體狀況管理

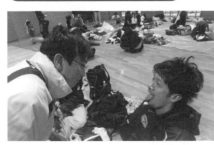

比賽當天仍要進行舌診，以確認身體狀況。

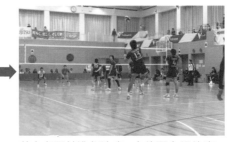

若有必要就進行治療，之後再上場比賽。

協助拍攝／大同特殊鋼 Red Star 倉田真選手

> ## 能治療未病的中醫，
> ## 能有效管理運動選手的身體狀況，並提高運動能力

中醫的最前線

在日本，以西方醫學來驗證中醫的情形愈來愈多，對漢方藥的臨床研究也愈來愈進步，但另一方面，漢方藥開始成為日本政府審核預算時的檢查對象，中國也開始限制輸出，導致生藥愈來愈難得手，種種問題逐漸浮現出來。

主要關鍵字 EBM 失智症 抑肝散 鉤藤散 流感 麻黃湯 生藥 甘草

針對失智症與流感的最新研究

西醫從九〇年代左右起開始重視**實證醫學**（Evidence-based medicine，縮寫 EBM），中醫方面也開始盛行用科學方式驗證效果。

這些研究之中，尤其有不錯成果的就是**失智症**。治療有強烈幻覺或妄想等症狀的失智症時，經常使用抑肝散鎮靜亢奮的神經。研究人員分別讓一組病患服用**抑肝散**，另一組則否，對照兩組進行檢驗，結果發現改善效果明顯不同。至於腦血管障礙導致的失智症，已經證實服用治療慢性頭痛等的**鉤藤散**有效。

另一方面，**抑肝散加陳皮半夏**裡使用的陳皮所含的川陳皮素（Nobiletin）、甜橙黃酮（Sinensetin）成分，已經由動物實驗證實可以改善記憶障礙。由此可知，藥理學上也證明中藥對於改善失智症有效。

除此之外，用中藥治療**流感**的研究也在進行中。不少臨床研究報告指出，感冒等服用的**麻黃湯**，與抗病毒藥有同樣效果。

流感、失智症的西醫治療方式也出現過副作用，因此大眾轉而期待**中藥**的療效。

中國限制出口，導致生藥原料取得困難

中藥在日本的正面評價愈來愈高之際，日本政府卻在二〇〇九年宣布中藥不適用於健保給付範圍。民眾對此展開大規模的反對連署運動，並且將中醫納入原本只有西醫的醫學院、醫科大學等醫學教育課程中，讓中醫在醫療體系確實扎根。

問題是，中國因為國內的中藥需求急速增加等原因而限制出口，造成中藥原料「**生藥**」價格飆漲，日本愈來愈難從中國取得原料；再加上近幾年經濟情勢的變化，導致價格更加高漲，就連人蔘、酸棗等主要的常用生藥，價格也翻漲到健保設定價格的數倍之多，令人不免擔心這種狀況未來將會更加惡化。

為了因應這種情況，日本開始在國內栽種甘草等。此外，製藥業者也另尋其他不依賴中國就能取得生藥的方式，例如：在柬埔寨栽種生藥等。

（審訂注：台灣亦有生藥的人工栽培。）

對失智症與流感的臨床研究

病名	西醫所使用的藥	中醫所使用的藥
失智症	抗精神病藥與失智症治療藥能減緩症狀，但有時會出現腸胃症狀或眩暈、猛然站起來頭暈等副作用。	漢方藥的抑肝散與鈎藤散，已證明對失智症有效，但必須依個人的證候服用。
流感	抗病毒藥能治療流感，只是近年來病毒的抗藥性愈來愈強，而且有時會出現行為異常等副作用。	漢方藥的麻黃湯，已證明具有和抗病毒藥相同的效果，但必須依個人的證候服用。

日本國內的生藥自產情形

從中國輸入的情形

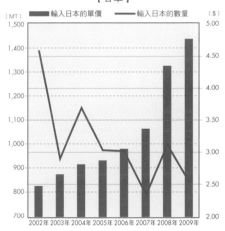

中國國家統計局發表的甘草生藥輸出統計。從表中可看出最近這二年的價格急速飆漲，對日本的輸出量也減少許多。

日本國內生藥栽培的推進

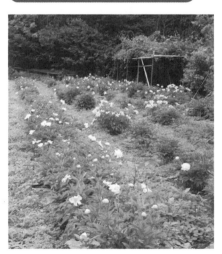

若生藥原料完全依賴中國進口，恐怕會出現生藥不足的情形，因此日本國內開始在努力增加生產。

> ## 科學根據的確立，讓中醫的評價愈來愈高，
> ## 但另一方面，生藥也愈來愈難取得

中醫超圖解（新裝版）

認識中醫的第一本書，陰陽五行、氣血津液、四診八綱、漢方用藥、經絡養生一次就懂

カラー図解 東洋医学 基本としくみ

監 修 者	仙頭正四郎
譯　　　者	蕭雲菁
插　　　圖	江口修平、吉田たつちか
生藥照片提供	栃本天海堂股份有限公司
協 助 執 筆	石井典子、郡麻江、中寺曉子、 名取裕美、山內リカ
協 助 編 輯	コランヴァ
特 約 編 輯	陳慧淑
封 面 設 計	許紘維
內 頁 排 版	陳姿秀、高巧怡
行 銷 企 劃	蕭浩仰、江紫涓
行 銷 統 籌	駱漢琦
業 務 發 行	邱紹溢
營 運 顧 問	郭其彬
責 任 編 輯	賴靜儀
總 編 輯	李亞南

出　　　版	漫遊者文化事業股份有限公司
地　　　址	台北市103大同區重慶北路二段88號2樓之6
電　　　話	(02) 2715-2022
傳　　　真	(02) 2715-2021
服 務 信 箱	service@azothbooks.com
網 路 書 店	www.azothbooks.com
臉　　　書	www.facebook.com/azothbooks.read
發　　　行	大雁文化事業股份有限公司
地　　　址	新北市231新店區北新路三段207-3號5樓
電　　　話	(02) 8913-1005
訂 單 傳 真	(02) 8913-1096
劃 撥 帳 號	50022001
戶　　　名	漫遊者文化事業股份有限公司

三 版 一 刷　2023年09月
三 版 五 刷 (1)　2024年02月
定　　　價　台幣480元
ISBN　978-986-489-839-8

有著作權‧侵害必究
本書如有缺頁、破損、裝訂錯誤，請寄回本公司更換。
（初版原書名：圖解東洋醫學）

國家圖書館出版品預行編目 (CIP) 資料

中醫超圖解：認識中醫的第一本書，陰陽五行、氣血
津液、四診八綱、漢方用藥、經絡養生一次就懂／
仙頭正四郎監修：蕭雲菁譯 .—三版 .—
台北市：漫遊者文化出版：大雁文化發行 , 2023.09
224 面 ; 17 × 23 公分
譯自：カラー図解 東洋医学 基本としくみ
ISBN 978-986-489-839-8（平裝）

1. 中醫
413　　　　　　　　　　　　　　　　　109008436

漫遊，一種新的路上觀察學
www.azothbooks.com
漫遊者文化

大人的素養課，通往自由學習之路
www.ontheroad.today
遍路文化‧線上課程